Mal des transports, torticolis, fatigue oculaire... Mais aussi comment relaxer un bébé, affiner sa silhouette ou lutter contre la chute des cheveux : pour être bien dans sa peau, le livre d'Isabelle Pacchioni et Patrick Amsallem nous donne les clés avec des croquis illustrant chaque geste !

Télé 7 jours

Traditionnels ou express, les massages aromatiques rendent plus belles, permettent d'être en meilleure santé et donnent la pêche.

Femme actuelle

Efficacement illustré, ce guide de poche vous donne de précieuses clés pour améliorer votre santé et votre bien-être au quotidien grâce à des gestes simples.

TV magazine

Du même auteur, aux éditions Leduc.s

100 réflexes air pur, 2008.

Guide de poche d'aromathérapie (avec Danièle Festy), 2007.

Illustrations : Delétraz

Maquette :

Cinquième impression (février 2011)
17, rue du Regard
75005 Paris - France
E-mail : info@editionsleduc.com
ISBN : 978-2-84899-308-9

ISABELLE PACCHIONI

Avec la participation de :

Patrick Amsallem,

kinésithérapeute

50 AUTO-MASSAGES AUX HUILES ESSENTIELLES

LEDUC.S ÉDITIONS

Mise en garde

Les conseils de ce livre ne remplacent en aucun cas une consultation chez le médecin, le kinésithérapeute, ni les recommandations d'un pharmacien spécialisé en aromathérapie.

Sommaire

Bien-être

Beauté

Avant-propos

D'aussi loin que je m'en souvienne, j'ai toujours baigné dans les odeurs d'onguents, d'huiles essentielles, de baume du tigre. J'avais à peine dix ans lorsque, de retour de l'école, j'observais mon père, kinésithérapeute, accueillir en blouse blanche chaque jour des dizaines de personnes. Patrick Amsallem partageait son cabinet et tous deux recevaient des patients venus de fort loin pour profiter de leurs massages, cherchant tous à soulager une douleur parfois tenace.

Puis j'ai grandi, m'essayant à différents sports. J'accompagnais mon père aux championnats de ski nautique, où il officiait comme kiné pour les athlètes. Patrick a pris sa relève, il en a massé, des sportifs ! Et pas seulement des skieurs nautiques ! Également des boxeurs, des danseurs, et bien d'autres athlètes de haut niveau… Aujourd'hui, dans son cabinet parisien, il reçoit encore et toujours des personnes qui se plaignent de torticolis, de cellulite, de crampes, des femmes enceintes souffrant du dos, des personnes âgées aux articulations malmenées… bref : des gens comme vous et moi.

Depuis quelques années, j'ai créé la gamme Puressentiel pour proposer en pharmacie les huiles essentielles de la meilleure qualité, à prix étudiés. Parmi les huiles essentielles unitaires (de « arbre à thé » à « ylang-ylang ») de la gamme Expert et les sprays (assainissant, respiratoire, sommeil…), laisser une large place à des formules pour massages m'a paru une évidence. Le massage est la voie royale pour profiter des propriétés thérapeutiques des huiles essentielles, puisque ces dernières possèdent l'extraordinaire capacité de pénétrer la peau, « en externe », pour rejoindre la circulation sanguine et traiter « en interne ». Et puis quel bonheur, quel plaisir d'appliquer sur le corps ces extraits 100 %

naturels aux parfums aussi complexes qu'envoûtants ! J'ai donc créé une gamme de baumes, d'huiles de massages et de rollers pour faire face à toutes les situations de la vie quotidienne, ou plus simplement pour se « faire du bien ».

Grâce aux conseils de Patrick Amsallem et à mille et un points de pression astucieux issus de techniques de massages traditionnels chinois, vous pourrez tirer le maximum de bénéfices des massages aux huiles essentielles. Mais ils ne sont pas qu'affaire de technique : le massage, c'est aussi et avant tout un art de vivre. Une façon efficace, agréable et 100 % naturelle de traiter ses petits maux tout en établissant le contact avec le corps de l'autre, ou avec soi-même en cas d'automassage.

Mon père m'a toujours massée et, à mon tour, j'ai massé mes enfants depuis qu'ils sont bébés. Aujourd'hui, Ornella, ma fille, semble avoir « attrapé le virus » et se met aussi à masser. Je n'imagine pas la vie sans massage, sans ce contact peau à peau aussi précieux que technique, aussi thérapeutique que symbolique. Essayez sur vous, sur vos proches, massez et laissez-vous masser. Même si c'est seulement la main, ou le cuir chevelu, ou un simple point de pression : redonnez la parole au corps, écoutez ses doléances, protégez-le, chouchoutez-le, soulagez ses souffrances et renouez le dialogue avec lui grâce aux huiles essentielles. Un massage aromatique, c'est à la portée de chacun d'entre nous. Essayez ne serait-ce qu'une seule fois et, comme moi, vous ne pourrez plus vous en passer !

Merci à Patrick Amsallem, pour ses conseils avisés, à mon papa, kiné et naturopathe, pour m'avoir « inoculé le virus » de la santé au naturel et à ma maman, herboriste, pour m'avoir passé celui du goût de la botanique.

Isabelle Pacchioni

Introduction

Les massages aux huiles essentielles sont de plus en plus prisés dans les instituts de beauté et de bien-être. Mais, bien qu'ils soient effectivement particulièrement agréables et relaxants, c'est avant tout à leurs propriétés thérapeutiques que s'intéresse ce livre. Véritable mini-bible pratique du massage aromatique, cet ouvrage est conçu pour vous aider au quotidien à soulager vos maux ainsi que ceux de vos proches, de votre partenaire ou de vos enfants. Son petit format vous accompagne partout (même en vacances !), son approche simple vous rendra d'immenses services. Une insomnie, des douleurs articulaires, un rendez-vous chez le dentiste, un torticolis ? Reportez-vous vite aux pages correspondantes, pour profiter dès aujourd'hui de l'extraordinaire puissance des massages aromatiques !

Partie 1

Massages & huiles essentielles

un mariage de raison

Une huile essentielle, fraction odorante et volatile de la plante, est sécrétée par une partie du végétal (feuille, racine, fleur…) et renferme des molécules très actives sur la santé : antiseptiques, antidouleur, antivirales… C'est l'extrait végétal le plus puissant. Beaucoup plus que les infusions, par exemple. L'aromathérapie, ou l'art de se soigner avec les huiles essentielles, connaît un véritable engouement, rythmé par la publication d'études scientifiques de plus en plus enthousiastes. Plus de 10 000 à ce jour ! Car non seulement les huiles essentielles soignent vite et bien la plupart de nos maux du quotidien, mais en outre elles renforcent nos défenses naturelles, qu'il s'agisse de celles de notre peau ou de notre immunité, par exemple. Quant aux massages aromatiques, l'art de masser ou de se masser avec des huiles essentielles, c'est bien l'une des façons les plus agréables et les plus efficaces de prendre soin de soi !

Certaines huiles essentielles sont particulièrement actives en interne (à avaler), d'autres sont davantage employées par voie externe, c'est-à-dire, le plus souvent, en application sur la peau. En effet, l'aromathérapie possède l'extraordinaire avantage d'être aussi efficace lorsqu'elle passe par la voie cutanée, d'agir pendant plus longtemps, et présente moins de risque que par voie orale.

Huile essentielle	Vitesse d'action	Durée d'action	Toxicité
Voie orale (à avaler)	***	**	***
Voie cutanée	***	***	*

Associées au geste du massage, les huiles essentielles démultiplient son action et permettent de le rendre plus efficace, et plus longtemps. Par exemple, chacun sait qu'un bon massage aide à décontracturer un muscle douloureux. Si on y ajoute la ou les bonnes huiles essentielles, le soulagement est à la fois plus rapide et plus durable. Dans de nombreuses autres indications, on peut aussi simplement poser l'huile essentielle (ou le mélange) sur la zone à traiter (un bouton d'acné, par exemple) sans réellement masser : l'important est alors que l'huile essentielle joue son rôle antiseptique, et pénètre l'épiderme pour renforcer les défenses cutanées. Par ailleurs, il existe une symbiose physiologique peau/système nerveux, puisque lorsque nous n'étions pas encore bébé, les cellules appelées à devenir notre peau et celles qui devaient former notre système nerveux étaient exactement les mêmes ; ce n'est que bien plus tard que ces « sœurs embryologiques » se sont séparées : elles gardent donc un « passé » commun qui explique les effets bien-être du massage. Enfin, nous souffrons tous, un jour ou l'autre, de mal de tête ou de douleur de ventre, en pleine journée, et il est alors difficile de se retirer pour un massage en bonne et due forme. Qu'à cela ne tienne : un automassage sur tel ou tel point de pression précis du corps peut soulager discrètement et en quelques secondes !

Les meilleures huiles essentielles pour les massages

Nous avons listé dans les pages suivantes 20 huiles essentielles particulièrement utilisées en massage aromatique. Découvrez les vertus de chacune d'entre elles, en sachant bien qu'elles sont souvent plus efficaces « en groupe » que séparément. L'union fait la force ! C'est pourquoi nous vous recommandons d'utiliser des mélanges tout préparés et correctement formulés : les huiles essentielles y sont précisément dosées pour un maximum d'efficacité et de plaisir, et diluées dans un support végétal 100 % adapté. Ces produits, disponibles chez votre pharmacien, permettent en outre de profiter des propriétés d'huiles essentielles rarement employées seules, comme le benjoin ou le néroli que vous ne trouverez pas détaillés ci-après, bien qu'elles jouent un rôle important dans le cadre d'un « cocktail » d'huiles essentielles.

Cependant, rien ne vous empêche de vous masser avec une huile essentielle seule, diluée dans une huile végétale : de la lavande ou de la menthe, par exemple, en cas de maux de tête, ou du gingembre en cas de constipation. Vous retrouverez ces conseils tout au long du livre.

Bois de rose ♦ *Dis-moi qui est la plus belle ?*

Cette très belle huile essentielle, dont l'arôme évoque un joli bouquet de fleurs, bien qu'elle soit distillée à partir des copeaux de bois et non des pétales, est une aubaine pour la peau. Elle s'attaque à tous les petits chagrins cutanés (acné, eczéma, infections cutanées...) et s'emploie à l'embellir quel que soit l'âge. Elle assainit, raffermit, tonifie, régénère : c'est l'amie des ados comme des peaux matures. Par ailleurs, comme elle draine et renforce la circulation lymphatique, c'est une excellente huile essentielle anticellulite et antivergeture. Elle lifte aussi notre humeur en cas de petit « coup de mou ».

Remarque

Si vous souhaitez masser une surface étendue avec du bois de rose seul (pas d'autres huiles essentielles), comptez 1 goutte pour 10 gouttes d'huile végétale. Vous pouvez également l'employer pure, ponctuellement, sur une petite surface.

Camomille romaine ♦ *L'antistress n° 1*

Spectaculaire antistress, elle calme sur-le-champ en cas d'agitation intense, de désordre émotionnel, y compris l'enfant hyperactif. Elle est fabuleuse pour sortir des « ruminations » et autres obsessions, vaincre le trac, les peurs non maîtrisables (prévision d'une intervention chirurgicale, de la prise de parole en public...). Elle aide également à soulager les douleurs liées au stress.

Remarques

- Si vous souhaitez vous masser avec de la camomille seule (pas d'autres huiles essentielles), comptez 10 gouttes pour 1 cuillère à café d'huile végétale. Vous pouvez aussi l'appliquer pure, ponctuellement, sur de petites surfaces.
- Pensez à bien la respirer : une partie de son efficacité réside dans son parfum, qui « monte » directement agir au cerveau pour l'y apaiser.

Cèdre de l'Atlas ♦ *L'antichute de cheveux*

On croirait cette huile essentielle conçue exprès pour nos cheveux. Grâce à ses sesquiterpènes[1], elle possède effectivement tous les atouts nécessaires pour les renforcer, les assainir, traiter les pellicules et calmer la fabrication locale du sébum (cheveux gras). Elle apaise même magistralement les démangeaisons du cuir chevelu. Un vrai baume capillaire, doublé d'un produit de soin et de confort. Difficile de faire mieux ! Résultat : un vrai pouvoir antichute et fortifiant capillaire, objectivé par une très belle étude scientifique[2].

1. Ces composés favorisent la microcirculation et l'assimilation des vitamines et minéraux au niveau du cuir chevelu.

2. Randomized trial of aromatherapy. Successful treatment of alopecia areata. Hay I et al. *Arch Dermatol* (1998). Dans l'étude, le cèdre était associé au thym, à la lavande et au romarin.

Remarques

- On utilise cette huile essentielle exclusivement en frictions (du cuir chevelu) ou en massages (anticellulite par exemple).
- Si vous souhaitez masser votre cuir chevelu avec du cèdre seul (pas d'autres huiles essentielles), comptez 4 à 6 gouttes pour 2 cuillères à soupe d'huile végétale.
- Ne l'utilisez pas chez le jeune enfant ni pendant la grossesse !

Citron ● *Dépuratif, antirétention d'eau*

L'essence de citron concentre les bienfaits du fruit que nous connaissons tous : dépuratif, antiseptique, il rend la paroi des vaisseaux sanguins plus forte et plus souple, et soutient l'immunité. Cette essence tonifie l'épiderme et est indiquée pour lutter contre la cellulite, le surpoids et la rétention d'eau, surtout due à une insuffisance veineuse.

Elle est aussi indiquée en cas de syndrome de Raynaud, de frilosité des mains et des pieds, ainsi que de couperose.

Remarques

- Si vous souhaitez vous masser avec le citron seul (pas d'autres huiles essentielles), comptez 2 gouttes pour 20 gouttes d'huile végétale. Appliquez-la plutôt le soir, ou prenez vos précautions (voir ci-dessous).
- Attention ! Comme toutes les essences extraites des zestes d'agrumes (citron, mandarine, pamplemousse…), celle de citron est photosensibilisante. Ne l'appliquez pas avant une exposition solaire ! Cependant, il semble que cet inconvénient disparaisse à partir du moment où l'essence photosensibilisante est fortement diluée (moins de 2 %) ; mais méfiez-vous tout de même.

Eucalyptus citronné ● *Monsieur muscle*

Particulièrement antidouleur et anti-inflammatoire, c'est l'huile essentielle des « accidents musculaires », celle qui soulage entorses, élongations, tendinites, tennis-elbows et même claquages.

REMARQUES

Si vous souhaitez vous masser avec cette huile essentielle seule (pas d'autres huiles essentielles), comptez 5 gouttes pour 5 gouttes d'huile végétale.

Eucalyptus radié ● *Inspirez, expirez !*

Cet eucalyptus est principalement antiviral et adapté en cas de troubles respiratoires, de toux. Le massage aromatique des bronches en hiver par excellence ! Pensez à lui, surtout si vous toussez « gras ».

REMARQUES

Si vous souhaitez vous masser avec cette huile essentielle seule (pas d'autres huiles essentielles), comptez 5 gouttes pour 5 gouttes d'huile végétale.

Gaulthérie ● *Le réflexe antidouleur articulaire*

La gaulthérie est une huile essentielle extraordinaire pour le sportif, avant comme après l'entraînement et, plus largement, dès qu'il y a une douleur musculaire, articulaire ou tendineuse. Autant dire pour chacun d'entre nous au lendemain d'un déménagement, du port d'une charge lourde ou tout simplement d'un faux mouvement !

Particulièrement active localement, elle est révulsive, c'est-à-dire qu'elle possède une action « chauffante ». Comme, en outre, elle facilite l'élimination de l'acide lactique, elle prévient les crampes, les courbatures et accélère la récupération musculaire.

C'est une huile essentielle de choix contre les inflammations et les rhumatismes.

REMARQUES

Si vous souhaitez vous masser avec cette huile essentielle seule (pas d'autres huiles essentielles), comptez 2 gouttes pour 5 gouttes d'huile végétale. Vous pouvez éventuellement l'appliquer pure, ponctuellement, sur de petites surfaces, sauf si votre peau est sensible.

Genièvre (Genévrier) ♦ *L'anti-inflammatoire antidouleur et antirondeurs*

Elle échauffe les muscles et aide à les décontracter, notamment en cas de tétanie ou de crampes. Elle tient son rang dans toute formule aromatique antirhumatismale.

Mais rien ne vous empêche de lui confier aussi votre cellulite, un rôle parfaitement dans ses cordes.

Une double casquette antidouleur et antirondeurs !

REMARQUE

Si vous souhaitez vous masser avec cette huile essentielle seule (pas d'autres huiles essentielles), comptez 3 à 4 gouttes pour 10 gouttes d'huile végétale. Ne l'utilisez jamais pure, il faut toujours la diluer !

Géranium rosat ♦ *L'amie fidèle de la peau*

Amie dévouée de la peau, l'huile essentielle de géranium purifie, raffermit l'épiderme et l'aide à cicatriser. Mais elle est aussi antimycosique, antimicrobienne, et elle favorise l'arrêt des saignements. Que demander de plus à un produit de soin ?

Remarque

Si vous souhaitez vous masser avec cette huile essentielle seule (pas d'autres huiles essentielles), ou l'employer comme soin quotidien, comptez 2 gouttes pour 20 gouttes d'huile végétale.

Gingembre • *Super tonus !*

On ne présente plus ce fabuleux rhizome, traditionnellement employé en interne pour ses propriétés digestives. Cependant, en application externe, le voilà tout aussi « magique » pour faciliter la digestion (en massage sur l'abdomen), juguler le mal des transports mais aussi tonifier le corps, l'esprit et... les sens. Estampillé à juste titre « aphrodisiaque », c'est plus exactement un fabuleux fournisseur d'énergie, de regain de tonus tous azimuts. Même les cheveux retrouvent du peps, si on les frictionne avec un peu de gingembre dilué dans le shampooing !

Remarque

Pour certains, cette huile essentielle possède un arôme un peu trop prononcé pour être employée seule. Comptez 1 goutte de gingembre pour 10 gouttes d'huile végétale pour un effet antifatigue. Montez à 3 gouttes de gingembre pour 3 gouttes d'huile végétale pour contrer le mal des transports ou les troubles digestifs, en massage ponctuel sur l'abdomen. Dans tous les cas, ne l'utilisez jamais pure : toujours diluée dans une huile végétale.

Hélichryse (Immortelle) • *Le stop-bleu*

Indispensable en cas de coup, de choc, de bleu, de bosse et autres bobos en tout genre, c'est l'huile essentielle des casse-cou, des tout-terrain... et tout simplement des maladroits qui se cognent dans les coins de table basse, au milieu du salon ! Cette remarquable huile essentielle, en fait spécialisée dans la circulation sanguine, sans pour autant fluidifier le sang, exerce aussi ses talents contre la couperose et les varicosités.

REMARQUES

- **En cas de choc, de bleu récent, vous pouvez appliquer cette huile essentielle pure sur une petite zone corporelle.**
- **Pour tous les autres troubles cutanés, comptez 2 gouttes pour 20 gouttes d'huile végétale, d'arnica de préférence.**

Lavande ♦ *La surdouée polyvalente*

Cette huile essentielle majeure mérite que l'on s'attarde sur ses multiples bénéfices. La plus spectaculaire est peut-être sa véritable propriété anxiolytique, objectivement démontrée par la mesure des ondes cérébrales[3]. En pratique, cela signifie que ce puissant antistress calme, rééquilibre, aide à mieux supporter les chocs émotionnels. Elle possède une action si indiscutable qu'elle pourrait être employée pour traiter l'insomnie et, même, pour se sevrer des benzodiazépines (médicaments hypnotiques, anxiolytiques).

Aussi apaisante musculairement que nerveusement, la lavande décontracte les muscles et réduit les tensions. Important lorsque l'on sait que de nombreuses douleurs sont en fait dues à une mauvaise position et donc à des contractions. Par exemple, les maux de tête provoqués par une malposition face à l'écran d'ordinateur pendant de longues heures dans une journée, créant des microtensions dans le haut du dos et le cou. Elle est antalgique : pensez à elle en cas de douleurs musculaires en général (crampes, contractures, spasmes) ainsi que d'inflammations articulaires.

Enfin, comme elle régule, régénère et cicatrise l'épiderme, vous voilà également obligé de l'intégrer à votre trousse aroma des vacances (anti-piqûres de moustiques, coups de

3. Technique CNV (Contingent Negative Variation).

soleil et autres bobos), ainsi que dans vos produits de soin et de beauté de la peau et des cheveux !

Remarque

Si vous souhaitez vous masser avec cette huile essentielle seule (pas d'autres huiles essentielles), comptez 2 gouttes pour 20 gouttes d'huile végétale. Vous pouvez aussi l'appliquer pure, ponctuellement, sur de petites surfaces, sans aucun risque.

Marjolaine à coquilles (Marjolaine des jardins) ● *No stress*

Superbe huile essentielle rééquilibrante du système nerveux, elle est irremplaçable pour apaiser les symptômes liés au stress, comme les maux de ventre par exemple. En fait, elle est si relaxante qu'on l'emploie même avec succès pour calmer les libidos un peu trop « actives » !

Remarques

- Pour une action calmante instantanée, appliquez-la pure, ponctuellement, sur le plexus solaire.
- Si vous massez une zone contracturée à cause du stress, comptez 2 gouttes pour 20 gouttes d'huile végétale.

Menthe poivrée ● *Anti-mal de tête*

C'est certainement l'une des huiles essentielles les plus anti-douleur, sinon la plus antalgique de toutes. C'est pourquoi, en petite quantité, elle est la bienvenue dans les formules de massages aromatiques destinés aux sportifs. Mais vous aurez affaire à elle, même si vous ne fréquentez pas les vestiaires : elle prévient et apaise les maux de tête, les migraines et les troubles digestifs comme aucune autre !

REMARQUES

- Pour une action antimigraine instantanée, appliquez-la pure, ponctuellement, sur les tempes. Mais ne vous approchez pas trop près des yeux !
- Pour un massage antidouleur (ventre…) ou pour faciliter la digestion, comptez 3 gouttes pour 10 gouttes d'huile végétale.

Niaouli *Il dégage les bronches et allège les jambes*

Surtout connu pour ses propriétés respiratoires et antivirales, le niaouli possède cependant d'autres belles cordes à son arc. C'est notamment un remarquable décongestionnant veineux et il favorise la circulation lymphatique, deux rôles sur mesure pour une silhouette affinée et, surtout, des gambettes toutes légères. Adieu jambes lourdes !

Par ailleurs, le niaouli est un bon antiseptique cutané et lutte contre le virus de l'herpès et du zona.

REMARQUES

- Si vous souhaitez vous masser avec cette huile essentielle seule (pas d'autres huiles essentielles), comptez 10 gouttes pour 10 gouttes d'huile végétale.
- Prudence ! Ne l'utilisez pas chez le jeune enfant, ni si vous êtes une femme enceinte.

Pamplemousse *L'anticellulite royal*

L'huile essentielle de pamplemousse est la reine des soins anticellulite et anti-peau d'orange. Elle draine, éliminant les déchets et l'eau « coincés » dans les fibres, détoxifie, désinfiltre, raffermit, favorise la circulation lymphatique et la vasodilatation… Bref, un vrai produit minceur 6 en 1 à elle seule !

Remarque

Pour les agrumes (pamplemousse, citron, orange, mandarine), on parle « d'essence » plutôt que « d'huile essentielle », car les essences sont extraites par expression et non par distillation. Mais le résultat est exactement le même ! Identique aussi la propension de toutes ces essences à laisser de vilaines taches sur la peau en cas d'exposition solaire : ne les appliquez pas avant de sortir au soleil !

Petit grain ♦ *La vie en rose !*

Coup de blues, déprime, envie de rien sauf de se tourner et se retourner mille fois dans son lit, une fois la nuit venue ? Le petit grain est fait pour vous : il apaise, facilite le sommeil (la nuit) donc le tonus (la journée), et aide à traverser ces « mauvaises passes » que nous connaissons tous de temps à autre. Le détail qui ne gâche rien : c'est un bon revitalisant pour la peau.

Remarque

Ponctuellement et sur une petite surface, vous pouvez l'utiliser pure. Si vous souhaitez masser de plus larges étendues avec cette huile essentielle seule (pas d'autres huiles essentielles), comptez 4 à 6 gouttes pour 2 cuillères à soupe d'huile végétale.

Romarin à camphre ♦ *Le complice des muscles*

Le romarin à camphre est le complice des muscles. Grâce à ses propriétés antispasmodiques, il apaise les muscles lisses[4]. Il prépare et assouplit les muscles, striés cette fois

4. Contrairement aux muscles striés, les lisses ne sont pas sous le contrôle direct du système nerveux. Situés à l'intérieur des organes, ce ne sont pas eux qui permettent nos mouvements. Leurs contractions involontaires peuvent être fort douloureuses.

(les muscles de l'effort). Après l'effort, il est antidouleur. Un vrai baume musculaire... Indispensable avant et après une séance de sport !

Par ailleurs, il tonifie la circulation périphérique (doigts, pieds) et décongestionne le système veineux. Enfin, il lutte contre les cheveux gras et les pellicules. C'est un acteur incontournable pour freiner la chute de cheveux !

Pour toutes ces raisons, c'est le meilleur choix en cas de crampes, contractures ou autres raidissements musculaires, ou, au contraire, de muscles « tout mous ». Mais c'est aussi un allié minceur précieux, surtout s'il s'agit d'alléger le bas du corps, souvent « empâté » à cause d'une circulation veineuse paresseuse.

Remarques

- Si vous souhaitez vous masser avec cette huile essentielle seule (pas d'autres huiles essentielles), comptez 10 gouttes pour 1 cuillère à soupe bien pleine d'huile végétale (ou 3 gouttes pour 4 gouttes d'huile végétale). Ne l'utilisez jamais pure, même sur de petites surfaces !
- Cette huile essentielle est contre-indiquée chez les bébés, les enfants et les femmes enceintes.

Thym à linalol ● *Bonne nuit les petits !*

Ne soyez pas étonné de le trouver dans des formules d'huiles essentielles pour favoriser la respiration et le sommeil : les infections respiratoires restent son grand domaine de prédilection, et qui dit respiration dit meilleur sommeil. Bonne nuit les petits !

Mais il ne sait pas faire que ça ! Si vous avez maille à partir avec vos cheveux, confiez votre cuir chevelu au thym : il freine la chute et fortifie la chevelure. Et il est tout doux pour la peau, contrairement à d'autres variétés de thym. Ne vous trompez pas !

Remarque

Si vous souhaitez vous masser avec cette huile essentielle seule (pas d'autres huiles essentielles), comptez 2 gouttes pour 5 gouttes d'huile végétale.

Ylang-ylang ♦ *Relaxant & aphrodisiaque*

Extrêmement relaxant, l'ylang-ylang lutte contre le stress profond, les émotions proches du désarroi. Il est indiqué lorsque l'on cumule anxiété, insomnie, abattement, éventuellement contractions musculaires « de stress », irritation voire agitation. Bref, lorsqu'on est « déboussolé ». Ce qui explique également qu'il participe à la régulation de la tension artérielle, en la faisant baisser, le cas échéant. Si besoin, il favorise le sommeil… mais si le moral est bon et que le corps ne demande qu'à exulter, il aurait plutôt tendance à stimuler les sens ! En effet, sa notoriété aphrodisiaque est sans conteste liée à sa belle capacité vasodilatatrice et fluidifiante sanguine, deux « coups de pouce » essentiels pour une sexualité épanouie, aussi bien féminine que masculine. D'ailleurs, il entre dans la composition de la plupart des mélanges aromatiques « pour adultes ». Soirées pimentées à prévoir !

Plus sagement, il prend également soin de notre peau avec une grande attention, surtout si elle est grasse, relâchée et/ou dévitalisée. Un point crucial pour les peaux matures mais aussi pour toutes les personnes qui suivent un régime minceur, souvent agressif pour l'épiderme.

Remarque

Si vous souhaitez vous masser avec cette huile essentielle seule (pas d'autres huiles essentielles), comptez 10 gouttes pour 30 gouttes d'huile végétale. L'ylang-ylang pénètre particulièrement facilement la peau, et agit vite et longtemps.

Les meilleures huiles végétales pour les massages

Sauf exception, c'est-à-dire pour une utilisation très localisée (bouton d'acné, « point de massage ») et temporaire (pas sur une longue durée), on n'applique pas sur la peau d'huile essentielle pure, mais diluée dans une huile végétale. En effet, les huiles essentielles étant lipophiles (« elles aiment le gras »), les associer à une ou plusieurs huiles végétales permet de les diluer parfaitement sans entraver leur potentiel thérapeutique. L'association parfaite ! Théoriquement, n'importe quelle huile végétale fait l'affaire mais, comme chacune possède ses propriétés, certaines étant plus antidouleur, d'autres plutôt antirides, autant choisir les plus adaptées à l'objectif recherché.

Huile végétale, huile essentielle, quelle différence ?

Une ***huile végétale*** est une matière grasse extraite de végétaux riches en graisses (tournesol, olive, coco, amande…). Elle est constituée à 100 % de graisses. Elle est très dense et ne s'évapore pas. On en utilise d'assez larges quantités, de l'ordre d'une cuillère à chaque massage. Ce sont les bouteilles d'huiles que vous avez dans votre cuisine !

Une ***huile essentielle*** correspond à la fraction odorante volatile extraite de certains végétaux. Composée de nombreuses molécules actives, elle n'est pas grasse, au contraire : elle s'évapore facilement. Extrêmement concentrée, on l'utilise à raison d'une ou deux gouttes seulement à chaque massage.

Amande douce ♦ *Adoucissante*

Elle est adoucissante et convient à toutes les peaux, y compris celle, si délicate, des enfants, ou aux seins crevassés des mamans qui allaitent. Elle est quasiment inodore, ce qui permet de l'employer discrètement dans la journée pour un petit soin hydratant express, des mains comme des lèvres. De toutes les huiles végétales de support, c'est peut-être la plus neutre, la plus facile d'emploi et l'une des plus hypoallergéniques. Un vrai plaisir à elle seule !

Argan ♦ *Régénérante pour la peau et les cheveux*

Star des huiles végétales anti-âge depuis quelques années, grâce à sa haute teneur en polyphénols et à son profil unique en acides gras, l'huile d'argan détient effectivement un fort pouvoir revitalisant, tant pour la peau (antirides) que pour les cheveux (antichute). C'est un soin de beauté en soi, qui possède le double avantage de réparer, fortifier, mais aussi de protéger : vent, soleil, climat rude, eau de mer, de piscine… la peau et les cheveux secs, c'est son rayon. Sa botte secrète ? Le schottenol, un stérol particulièrement protecteur et régénérant, qui aide à restaurer le film hydrolipidique, donc à renforcer notre protection naturelle.

L'huile d'argan est le produit de beauté traditionnel des femmes du Sud marocain : elle est extraite des fruits de l'arganier, arbuste fabuleux qui pousse autour d'Essaouira.

Arnica ♦ *Antidouleur*

L'huile végétale préférée du sportif… comme des mamans d'enfants en bas âge ! En effet, l'arnica, alliée du muscle et du sang, dissipe comme par magie la plupart des douleurs musculaires bénignes, mais aussi les bleus. Qu'on se prenne un ballon de rugby ou un coin de table dans la cuisse, l'arnica répare et apaise sans équivalent. C'est pourquoi la commission E allemande (organisme officiel chargé d'évaluer l'efficacité thérapeutique des plantes) la préconise en cas d'œdème, de contusion, d'hématome (bleu), de troubles musculaires et articulaires, et même de phlébite superficielle. L'Escop (European Scientific Cooperative on Phytotherapy) ajoute même l'entorse et les rhumatismes au palmarès de ses indications !

Macadamia ◆ *Massage parfait*

C'est l'huile des massages aromatiques par excellence. Grâce à sa composition bien spécifique, elle procure un toucher exceptionnel et un très bon « glissé ». Elle convient même aux peaux les plus fragiles. Excellente pour la circulation lymphatique et la microcirculation, elle est incontournable pour tous les massages aromatiques drainants, anticellulite, minceur ainsi que pour la beauté de la peau (petits vaisseaux sanguins). Elle possède des propriétés « sébum like » c'est-à-dire qu'elle défend notre épiderme tout comme le fait notre propre sébum, cette couche très fine de graisse qui l'empêche de se dessécher et le protège de la pollution. Certes, les ados ont tendance à ne pas trop apprécier ce mot, puisqu'un excès de sébum signifie souvent acné, mais à partir d'un certain âge, il devient précieux !

Onagre & bourrache ◆ *Anti-âge*

Ces deux huiles végétales aux propriétés comparables assouplissent et adoucissent tous les épidermes, mais prennent spécialement soin des peaux matures. Régénératrices, antirides, elles participent à la revitalisation et à l'éclat du teint : l'onagre et la bourrache sont connues pour aider à retrouver un équilibre hormonal. Autrement dit, elles sont anti-âge. N'hésitez pas à employer les formules qui en renferment comme soin du visage quotidien, mais aussi pour raffermir le buste, le cou, voire même tout le corps, surtout les zones relâchées.

Rose musquée du Chili ♦ *Antirides, cicatrisante, réparatrice*

Sa composition très particulière en différents acides gras (certains lots renferment presque autant d'oméga 3 que d'oméga 6) et sa richesse naturelle en rétinol – la célèbre vitamine A acide anti-âge – font d'elle un puissant antirides. Associée aux huiles essentielles destinées aux peaux matures, le résultat est encore plus probant ! Si les produits de beauté classiques n'en renferment pas ou peu, c'est parce qu'elle coûte cher et qu'elle est fragile… Mais pas dans une formule aux huiles essentielles, puisque ces dernières la protègent de l'oxydation !

Et la belle ne s'attaque pas qu'aux rides : elle s'en prend aussi aux taches de vieillesse, à la déshydratation et à la sécheresse, que celles-ci soient constitutives ou consécutives à un coup de soleil, aux bains de mer ou de piscine prolongés…

Remarque

Comme elle régénère la peau en profondeur, elle favorise aussi sa cicatrisation. Pensez-y après un accident, une intervention chirurgicale, une brûlure importante…

Sésame ♦ *Facilite le massage*

L'une des huiles végétales préférées des masseurs pour sa texture très agréable et sa grande capacité à prendre soin de la peau du massé. Pour résumer, elle facilite le massage. Elle nourrit l'épiderme et, en limitant les pertes d'eau, empêche sa déshydratation, donc son dessèchement. Comme, en outre, elle possède un filtre solaire intégré, la voilà fort appréciée lorsque la belle saison pointe son nez !

Remarque

On peut l'utiliser seule sur la peau, les cheveux et même les ongles, pour un véritable soin de beauté quasiment complet.

Les 13 règles d'or du massage aromatique

1 Lavez-vous soigneusement les mains avant ET après tout massage aromatique. Même petit et court ! Avant, par hygiène, et après, pour éviter de garder des huiles essentielles sur les mains. Vous risquez d'oublier et d'approcher ensuite les doigts de vos yeux. Désagréable !

2 Test de sécurité. Vous avez la peau sensible, vous ne savez pas comment elle va réagir à un massage aromatique ? Vous avez entendu parler des allergies aux huiles essentielles et vous redoutez une réaction cutanée ? Normalement, avec les formules proposées dans ce livre, vous ne rencontrerez aucun problème. Mais certains épidermes, plus réactifs que d'autres, méritent qu'on les teste en y appliquant un petit « échantillon ». Il suffit de poser 2 gouttes du mélange concerné sur la face interne des poignets ou dans le creux du coude. Certains préconisent de recouvrir ensuite d'un pansement et de le retirer au bout de 12 heures : en l'absence de rougeur, il n'y a aucun danger à employer votre huile de massage aromatique sur des zones plus étendues du corps. Mais en réalité, le pansement n'apporte pas grand-chose, surtout si l'on est en plus réactif à sa « colle » ! À vous de voir : avec ou sans, l'important est que votre peau ne soit pas irritée, rouge ou qu'elle ne démange pas. C'est ce qu'on appelle le test de sécurité.

3 Si vous préparez vos mélanges vous-même, utilisez exclusivement des matières premières (huiles essentielles et huiles végétales) d'excellente qualité.

- **Pour les huiles essentielles** : toutes ne sont pas de qualité égale. Visez les « 100 % naturelles, 100 % pures et 100 % totales ». Ces mentions garantissent une huile essentielle non dénaturée, non « mélangée » à d'autres substances – synthétiques ou naturelles – de moindre qualité : vous êtes sûr de profiter pleinement des principes actifs. Le « bio » (cosmétique écologique et biologique) va encore plus loin, à condition d'être contrôlé par un organisme certificateur reconnu, comme Ecocert, par exemple. Autre précision intéressante : la mention HEBBD (Huile essentielle botaniquement et biochimiquement définie) prouve que la variété, l'espèce et le chémotype botanique de l'huile essentielle sont connus, référencés et analysés. Achetez de préférence vos huiles essentielles en pharmacie ou en parapharmacie, où les garanties de contrôle peuvent êtres fournies sur simple demande et où la traçabilité est totale. Méfiez-vous des circuits moins sûrs, comme internet ou les marchands ambulants.

- **Pour les huiles végétales :** extraites à froid et/ou bio, c'est l'idéal. Votre peau ne mérite pas moins. Il serait illogique de lui offrir des huiles essentielles de qualité dans un support médiocre…

4. **Par principe de sécurité, il est déconseillé d'utiliser les huiles essentielles chez les femmes enceintes et les jeunes enfants.** En réalité, cette restriction d'emploi concerne surtout la voie interne, et seules quelques huiles essentielles pourraient réellement être dangereuses. Mais, en l'absence de conseils de la part d'un spécialiste, conformez-vous à cette « interdiction ». Notamment, pas de massages du ventre pour les femmes enceintes ni de la poitrine chez une maman allaitante ! En revanche, vous pouvez utiliser sans aucun risque les produits spécifiques pour enfants (par exemple le baume Puressentiel « bébé dodo détente »), ils sont conçus spécialement avec des huiles essentielles aussi douces qu'actives. Et soulager les

maux de dos d'une future maman à l'aide d'un massage aromatique à la lavande ne peut faire que du bien !

ATTENTION !

Évitez les huiles essentielles renfermant une forte teneur en terpène chez les jeunes enfants. C'est le cas du citron, de la cannelle (ainsi que de beaucoup d'épices), du pin, du clou de girofle, de l'anis, du fenouil, du thym à thymol, de l'origan, des huiles essentielles « à camphre », de la menthe.

5. **L'ambiance et la mise en confiance comptent autant que la précision du geste.** Si vous massez un proche, un enfant, une amie… on vous pardonnera facilement un mouvement approximatif, mais pas une pièce trop froide, trop éclairée ou bruyante, par exemple. Prenez votre temps, installez confortablement le « receveur », soyez à l'écoute de l'autre (ou de vous-même en cas d'automassage), prévoyez éventuellement une musique douce, ne pensez à rien d'autre qu'à ce que vous êtes en train de faire.

6. **Réchauffez vos mains avant de commencer à masser.** Et veillez, de même, à faire tiédir votre huile, soit entre vos mains, soit en plongeant le flacon dans de l'eau tiède. Rien de pire que des mains glacées et une huile froide sur la peau ! Évidemment, elle ne doit pas brûler non plus : ne réchauffez pas votre flacon au micro-ondes !

7. **Que vous massiez votre propre corps ou celui d'un de vos proches,** si vous ne savez plus dans quel sens mettre vos mains ou faire vos gestes, continuez lentement à masser dans le sens du muscle, en suivant la courbure musculaire naturelle ; par exemple, pour le mollet, le long de la jambe de bas en haut, pas de façon perpendiculaire. Et laissez-vous guider par votre instinct !

8 **En cours de massage, évitez de retirer vos mains du corps.** Gardez toujours le contact avec la personne massée. Si vous devez reprendre de l'huile, emparez-vous du flacon d'une main, mais laissez l'autre bien à plat sur la peau de la personne massée.

9 **N'appliquez jamais d'huile essentielle sur les muqueuses.** Les muqueuses, ce sont toutes les zones corporelles tapissées d'une fine couche de peau humide (yeux, narines, bouche, organes génitaux).

10 **Un massage ne doit JAMAIS faire mal,** ni aggraver une douleur. Dans tous les cas de maladie chronique, personne très âgée ou affaiblie, demandez conseil à un professionnel de la santé avant de vous lancer dans des massages aromatiques.

11 **En cas d'éclaboussure d'huile essentielle dans les yeux, rincez rapidement et délicatement avec une huile végétale.** Surtout pas d'eau. Le principe est de diluer le plus possible l'huile essentielle dans l'huile végétale. Or, une huile essentielle ne se dilue pas dans l'eau !

12 **N'imposez jamais un massage.** Une personne qui ne souhaite pas être massée ne tirera probablement aucun bénéfice de sa séance.

13 **Après un massage aromatique, on ne se rince pas !** On s'enveloppe dans un peignoir chaud et douillet pendant au moins 10 minutes, puis on s'habille ou… on se met au lit selon l'heure de la journée.

Huile de massage aromatique : toute prête ou à faire soi même ?

Vous pouvez préparer vous-même votre huile de massage aromatique, c'est très facile. Mais vous pouvez aussi acheter une formule toute prête.

1. Préparer vous-même votre mélange

C'est très simple. Il vous faut :

- 1 flacon d'huile essentielle (ou plusieurs, 1 à 4 maximum)
- + 1 flacon d'huile végétale d'environ 50 ml
- + 1 flacon vide, si possible gradué, en verre brun, de 50 ml

Mélange classique. Procurez-vous un flacon de 50 ml en verre, opaque et foncé. À l'aide d'un entonnoir (pour éviter d'en mettre partout !) parfaitement propre, versez-y 40 ml d'huile végétale (environ 8 cuillères à café) + 20 gouttes d'huile(s) essentielle(s) (gamme Puressentiel Expert). Avec les bouchons verseurs sur les flacons d'huile essentielle, il suffit de les compter en les regardant tomber dans l'huile végétale. Aucun risque d'en mettre trop ! Secouez bien. C'est prêt. Cette dilution « standard » convient particulièrement pour un massage sur de grandes surfaces (dos, jambes…).

Si vous souhaitez une action plus concentrée et plus localisée (point d'automassage, cicatrice…), vous pouvez doubler la quantité d'huile(s) essentielle(s), soit 40 gouttes pour 40 ml d'huile végétale.

Si au contraire votre peau est hypersensible, divisez par deux le nombre de gouttes d'huile(s) essentielle(s), soit 10 gouttes pour 40 ml d'huile végétale.

Conservez votre flacon à l'abri de la chaleur et de la lumière. Le mettre au réfrigérateur est inutile : l'armoire à pharmacie familiale, dans une salle de bains aérée et non surchauffée, convient parfaitement. De même que le tiroir de la table de chevet (attention aux enfants !). Cependant, si les huiles essentielles seules se conservent parfaitement pendant des années, les huiles végétales, elles, sont plus fragiles. Résultat : le mélange peut se garder un peu moins bien, quelques mois tout au plus. Mieux vaut donc préparer une petite quantité d'huile de massage et renouveler une fois votre flacon terminé.

2. Acheter un produit tout prêt

Vous pouvez vous procurer des formules toutes prêtes en pharmacie, ce circuit en garantit la qualité. Ces huiles de massages, baumes ou autres rollers aromatiques, véritables « cocktails » d'huiles essentielles et végétales, présentent l'avantage de réunir un grand nombre de principes actifs savamment dosés. Si vous deviez faire la même chose vous-même, cela vous coûterait très cher car il faudrait acheter une dizaine, voire une vingtaine de produits unitaires différents ! Par ailleurs, ils sont formulés de façon à :

- « sentir bon » (un résultat hasardeux si vous réalisez vous-même vos mélanges !),
- éviter tout risque d'irritation ou d'allergie grâce à l'équilibre parfait des ingrédients.

Tous les produits de massage de la gamme BIO Puressentiel renferment diverses huiles essentielles adaptées à chaque situation et dosées en justes proportions pour éviter tout risque de surdosage ou de toxicité (effort musculaire, détente, beauté de la peau, éveil des sens, capillaire, minceur, maux de ventre, bébé). Quant aux rollers, leur bille, petite ou grosse, permet de traiter une zone de peau très circonscrite, qu'il s'agisse d'un bouton d'acné, d'une articulation douloureuse, d'un mal de tête ou de stress... L'avantage de la bille massante des rollers est de permettre un massage rapide reproduisant la technique du geste de « pression glissée », que l'on peut faire à tout moment de la journée, assis à son bureau, en voyage… et sans se salir les mains !

Les 8 principaux gestes techniques des massages (et automassages)

Nul besoin d'être un pro pour prodiguer un massage « simple », que ce soit sur une zone précise du corps (pied, nuque) ou plus étendue (dos, ventre, voire tout le corps). Et encore moins un automassage, ou une pression sur un point précis, comme ceux indiqués dans ce livre ! Nous frictionnons déjà machinalement un coude que nous venons de cogner, nous pressons naturellement nos tempes en cas de mal de tête, ou posons notre main sur notre ventre lors d'une indigestion. Bien sûr, seuls les kinés peuvent effectuer des drainages lymphatiques ou des massages thérapeutiques avec les gestes précis et la pression idéale, car ils cumulent une excellente connaissance de l'anatomie et de la technique : c'est leur métier ! Mais, au quotidien, vous vous découvrirez probablement de grands talents de « masseur aromatique amateur » ! Cependant, la motivation ne fait pas tout, et avant de passer à l'acte, sachez qu'on ne masse pas de la même manière pour éliminer une douleur, traiter une vergeture ou raffermir la peau du visage. Voici les principales techniques de base à connaître.

1. L'effleurage

Cette étape est indispensable, c'est une introduction au massage et aux gestes plus techniques qui vont suivre. La main, bien à plat, glisse lentement sur la peau, toujours dans le sens du retour veineux donc de l'extrémité du corps (jambes, bras) vers la racine. Ou bien pour préparer une zone que vous vous apprêtez à masser, le dos par exemple. Mais l'effleurage peut être appliqué sur tout le corps (massage aphrodisiaque en couple, voir p. 51). La pression est faible et régulière.

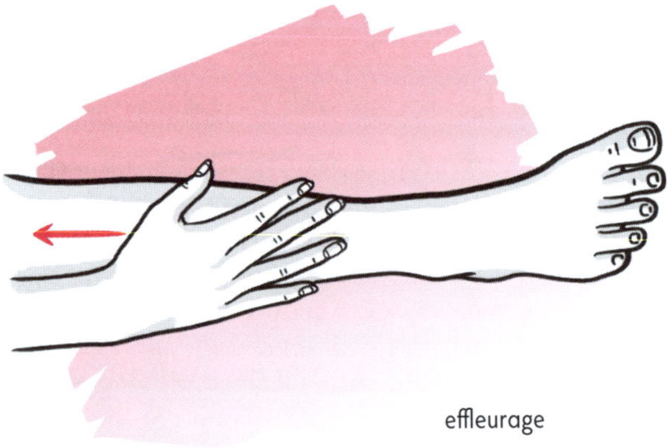

effleurage

Ça sert à quoi ?
C'est une prise de contact pendant laquelle le masseur commence le « dialogue » avec le corps du massé. C'est aussi un geste doux pour le bébé, comme pour les enfants et les adultes d'ailleurs, lorsqu'on applique un baume respiratoire ou spécial sommeil. Dans ce cas, c'est à mi-chemin entre la caresse et l'effleurage. Douceur, douceur !

2. La pression glissée

La pression est plus appuyée et les mains, plus enveloppantes que dans la méthode de l'effleurage. On commence à « parler » sérieusement au corps. Cette manœuvre est plus ou moins rapide. C'est le geste type que vous utiliserez pour vos massages anticellulite, antirétention d'eau ou contre les maux de ventre par exemple.

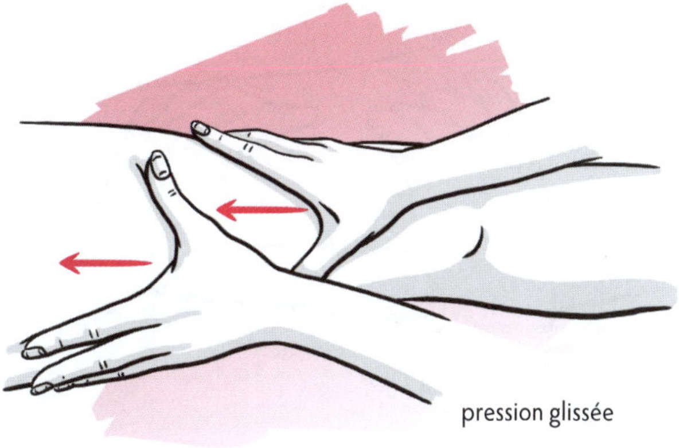

pression glissée

Ça sert à quoi ?

Lente, la pression glissée détend et apaise. Rapide, elle stimule et dynamise. Elle favorise la circulation du sang, surtout le retour veineux.

3. Le pétrissage

La main, d'abord à plat, empaume la peau et la pétrit, prélevant un large pli, un peu comme lorsqu'on pétrit une pâte à pain. Si possible, une main tire d'un côté tandis que l'autre pousse de l'autre, un peu comme une torsade (mais non douloureuse).

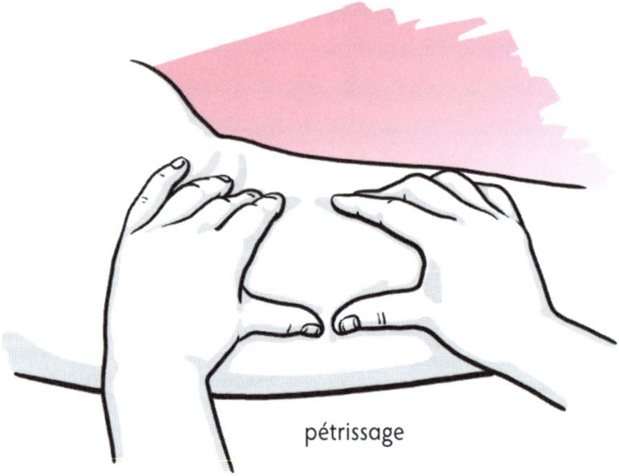

pétrissage

Ça sert à quoi ?
C'est une manœuvre profonde, avec une pression constante, qui stimule toute la zone. On utilise généralement le pétrissage à des fins antidouleur – après le sport, par exemple – ou esthétiques – minceur, anticellulite.

4. Le palper-rouler

Grand classique des massages beauté et minceur, le palper-rouler favorise la microcirculation locale, « réveille » la zone (surtout les cellules graisseuses !) et décolle la peau en profondeur. Il suffit d'effectuer de larges pincements (prenez un gros pli de peau, pas un tout petit !) entre le pouce et l'index, et de faire rouler le tout en suivant l'orientation donnée par le pouce. Comme si on fabriquait une minivague que l'on dirigeait jusqu'au rivage. On avance progressivement le long du corps ou de la zone à traiter, pour couvrir toute la région concernée.

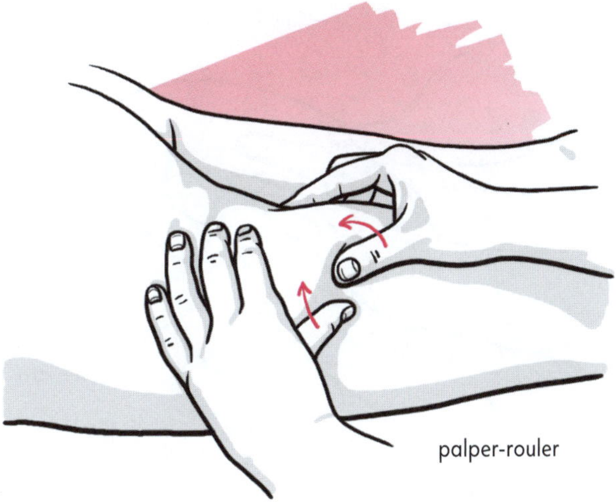

palper-rouler

Ça sert à quoi ?
À faciliter le déstockage des graisses.

5. Les percussions

Que l'on claque, hache ou martèle, les percussions sont des mouvements rythmiques, rapides, bruyants. Ce sont les gestes les plus tonifiants du massage, les seuls qui dynamisent réellement. Ils permettent aussi de masser des zones très charnues (fesses, cuisses) ou peu sensibles (dos).

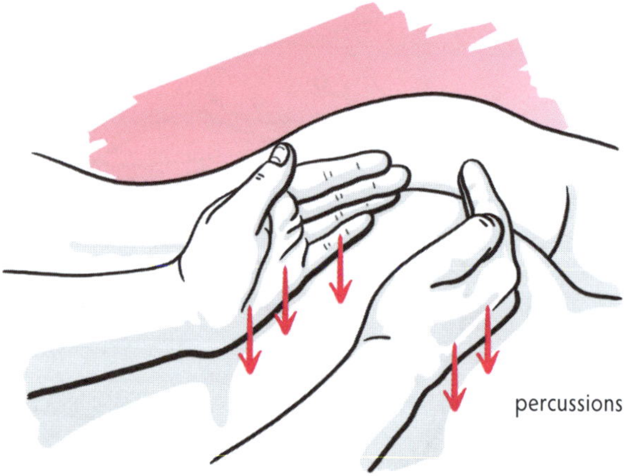

Ça sert à quoi ?

À stimuler les masses musculaires, relancer localement la circulation et tonifier la peau. On utilise assez rarement ce geste, réservé aux endroits capables de le supporter. Cependant, on peut aussi procéder à des minipercussions sur le visage, notamment les pommettes, toutes proportions gardées, bien entendu.

6. Le modelage

Un peu comme le palper-rouler mais en version « mini », le modelage s'intéresse à des zones généralement fragiles (peau des mains ou du visage). Avec le bout des doigts, on fait lentement et doucement rouler la peau, généralement en partant du centre (nez…) vers l'extérieur, jusqu'au cou en cas de modelage du visage.

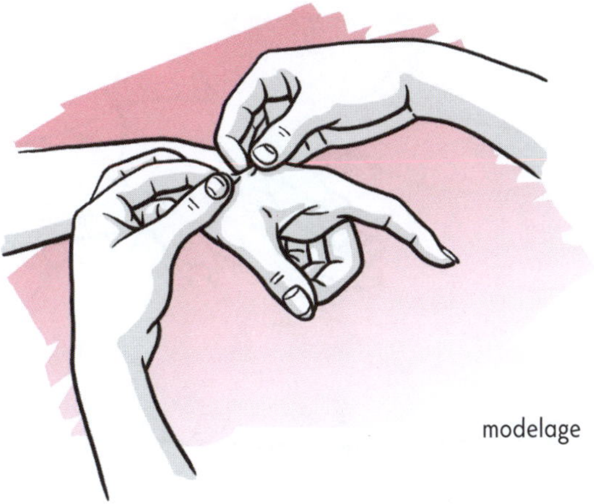

modelage

Ça sert à quoi ?
À mobiliser les petits muscles, donc à les détendre : autour des yeux, des lèvres, des doigts. Le modelage procure un vrai bien-être, apaise, favorise le raffermissement de la peau et aide à prévenir les rides, de tension comme d'expression.

7. La friction

Lorsque vous frottez vos mains ou vos pieds pour les réchauffer, vous les frictionnez : petits mouvements, grands effets ! On peut frictionner en rond, en long, ou de manière transversale : en allant à l'inverse des fibres musculaires, par exemple, celles du mollet sont accrochées « à la verticale » (de haut en bas) ; si vous frictionnez à l'horizontal (de gauche à droite), c'est une friction transversale.

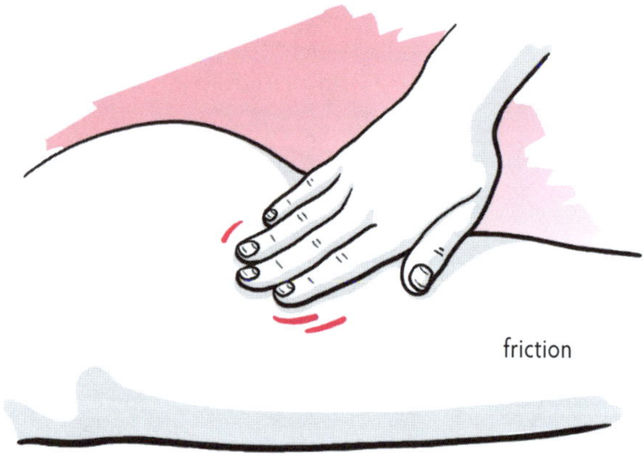

Ça sert à quoi ?
À attirer le sang en périphérie, d'où l'effet chauffant, donc à faciliter le passage des huiles essentielles dans la circulation. C'est un geste dynamisant (friction du matin après la douche), et qui favorise la réparation de certains tissus lésés lors d'une blessure.

8. La pression sur les points de tension ou sur les points réflexes

On appuie instinctivement sur les points « qui font mal », non par masochisme mais parce que l'on sent quelque chose de « noué », que l'on cherche par tous les moyens à libérer. Par exemple, une douleur très circonscrite en bas du dos. Ou encore, sur les tempes en cas de mal de tête, un geste que nous faisons tous par simple réflexe. C'est pourquoi la pression sur un point précis est utile, efficace et que vous retrouverez ce type de manœuvre tout au long de ce livre. Par ailleurs, les massages traditionnels énergétiques font très souvent appel à la pression pour, là encore, dénouer des zones « bloquées », mais parfois à distance de l'organe à traiter. Par exemple, certains points spécifiques du poignet favorisent la respiration, vous les retrouverez donc naturellement à « bronchite ». On appuie avec l'extrémité du pouce, de l'index ou du majeur, sur le point précis indiqué sur les dessins, sans dévier, en imprimant une pulsation ou un petit cercle (sur le point, pas autour) dans le sens des aiguilles d'une montre. La pression dure 1 à 1,5 minute maximum, sans soulever le doigt, qui reste tout le temps en contact avec la peau.

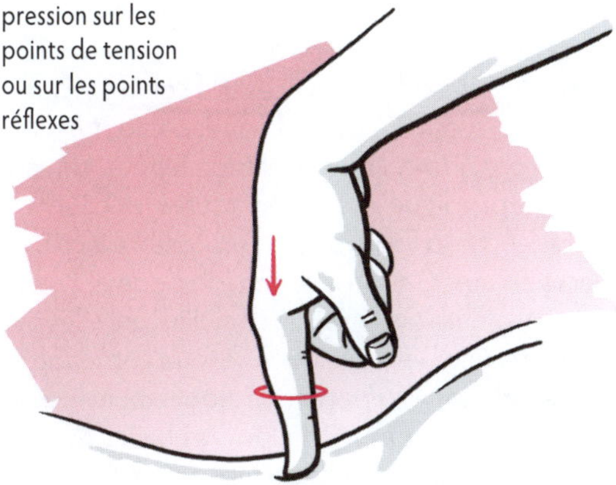

Ça sert à quoi ?

À lever une douleur, dénouer un muscle, soulager une tension. Mais aussi à déstresser ou, au contraire, redynamiser, accélérer la digestion ou chasser le blues, refaire circuler l'énergie… Des points précieux pour lutter immédiatement contre les petites misères du quotidien. La pression sera d'autant plus efficace qu'elle s'accompagnera d'huiles essentielles.

Les avantages du massage aromatique

La peau est un organe à part entière, absolument fascinant. Loin d'être une simple enveloppe destinée à nous protéger du chaud, du froid et des attaques de microbes, c'est au contraire un système extraordinairement complexe, une véritable petite ville avec ses routes, ses messagers, ses multiples rôles, ses besoins, ses rejets et détritus. Bref : un écosystème à elle seule. Lors d'un massage, selon la fermeté de la pression de la main sur la peau, on peut stimuler plus de 600 000 récepteurs différents ! Les uns sont réceptifs à une tendre caresse, d'autres, au contraire, à une pression forte, d'autres encore à une simple pression légère. Un massage correctement prodigué « réveille » toutes les couches de la peau et déclenche la fabrication d'un nombre incroyable de messagers nerveux. C'est la fête entre la peau et le cerveau ! Et quand on y ajoute des huiles essentielles, qui elles aussi ont leur mot à dire, une belle partition se joue entre notre corps et notre mental. Car si la peau est relativement « étanche », elle se laisse pourtant pénétrer par les huiles essentielles : c'est l'une des grandes forces du massage aromatique !

La peau, comme un iceberg

On compare souvent la peau à un iceberg : la couche externe, seule visible, représente la plus petite partie de l'organe. Beaucoup de choses se passent en réalité en dessous…

La première couche, c'est l'épiderme, la surface. Sensible au toucher, il est constitué à l'extérieur de peaux mortes : la couche cornée. C'est notre enveloppe, la barrière qui nous sépare du monde et protège notre organisme de diverses agressions extérieures (froid, pollution, produits toxiques…), tout en nous reliant à notre environnement pour nous permettre de l'appréhender (souffle, caresse, chaleur douce, baisers…).

Elle ressent = les pressions légères.

La seconde couche, le derme, est sensible à la température, surtout au froid.

Elle ressent = les pressions un peu plus franches.

La couche sous-cutanée, ce sont les coulisses, la zone où « tout se passe ». La main chaude qui prodigue le massage déclenche ici un feu d'artifice de sensations, ne serait-ce que par sa chaleur, mais aussi par ses différences de pressions.

Elle ressent = les pressions vraiment appuyées.

Les bénéfices des massages aromatiques de la tête aux pieds

La peau et les cheveux

La peau est évidemment la première concernée par le massage. C'est par elle et en elle que s'effectuent ces échanges alchimiques entre la chaleur et l'énergie de la main, le geste lui-même, la pénétration des huiles essentielles et, bien sûr, la sensation de bien-être et de plaisir qui découle de l'ensemble. C'est donc la première à bénéficier du massage aromatique. Et elle le rend bien : meilleure texture, plus belle couleur, elle reprend vie ; la microcirculation, stimulée, joue à nouveau pleinement son rôle nourricier envers les cellules. Résultat : une peau plus souple, plus ferme, plus tonique, mieux hydratée, plus élastique, mais aussi… plus jeune, puisque le massage aromatique stimule aussi le collagène.

Lorsqu'il s'adresse au cuir chevelu, le massage peut, là encore, faire des miracles. Ici aussi, il favorise la microcirculation, à fleur de peau, pour un cuir chevelu assaini et dénué d'irritations ou de démangeaisons. Et, bien sûr, des cheveux mieux nourris – la pénétration des micronutriments est stimulée, la nourriture « passe » –, donc plus forts et plus beaux.

La silhouette (anticellulite, antigonflette)

En stimulant la circulation veineuse et lymphatique, le massage aromatique relance le processus d'élimination et facilite le drainage. Par ailleurs, en favorisant l'oxygénation du sang, il permet un meilleur fonctionnement global du corps, y compris du processus d'évacuation des toxines. Un système implacable qui ne laisse aucune chance à la rétention d'eau. Mais le massage aromatique n'agit pas qu'en surface ! Il tonifie la masse musculaire, aidant à redessiner les volumes et les contours corporels. Pour ce qui est d'éliminer les graisses, comptez surtout sur l'activité physique et une alimentation adaptée ! En effet, aucun massage ne « brûle les graisses ». Drainer permet, en revanche, d'éliminer les déchets de l'organisme et de mobiliser le tissu graisseux pour l'obliger, en douceur, à « lâcher » une partie de ses stocks. Encore reste-t-il à la brûler, en courant, nageant ou marchant ! Par ailleurs, loin d'être secondaire, l'aspect psychologie compte énormément : se faire masser, ou se masser soi-même, c'est prendre du temps pour soi, se réapproprier son corps, le choyer plutôt que de lui déclarer une guerre – perdue d'avance – à coups de privations et de frustrations. Une pause douceur, laquelle, double effet, redonne un sacré tonus et, souvent, l'envie de se remettre à bouger. On commence par un massage, on finit au magasin de sport pour acheter une paire de baskets ou un maillot de bain !

Le dos

C'est peut-être le massage aromatique le plus relaxant, en partie parce que cette zone corporelle est constamment sollicitée : quel que soit le mouvement effectué, le dos est mis à contribution. Marcher, s'asseoir, rester assis, s'allonger, attraper un objet, se brosser les dents… Ne parlons même pas des cas particuliers, et néanmoins courants, comme les maux de dos subis par les femmes enceintes, les jardiniers, les douleurs lombaires consécutives à un déménagement, les raideurs liées à une position assise trop prolongée, le torticolis... En outre, la région dorsale est le siège de crispations permanentes, et victime de malpositions au quotidien : c'est là que se concentrent souvent nos stress. Être « coincé du dos », c'est fréquent ! Et comme le dos est hypermusclé, c'est... hyperdouloureux. Impossible de se relaxer et de se détendre si le dos souffre !

Les troubles digestifs

Les massages font partie de l'arsenal de base de tout masseur classique pour lutter contre les troubles digestifs. Notamment la constipation. Mais, accompagnés d'huiles essentielles spécifiques, ils règlent une palette bien plus large de problèmes, des nausées aux digestions lentes en passant par les ballonnements ou la colite. C'est que les organes digestifs se trouvent juste sous la peau de l'abdomen, à portée de main si l'on peut dire ! Les massages aromatiques soulagent presque instantanément douleurs et inconforts, tout en réveillant les tubes digestifs paresseux. Et détend les abdomens figés par le stress...

La circulation et la microcirculation

Pieds froids, fourmillements dans les jambes, frilosité, membres gonflés... les symptômes d'une mauvaise circulation constituent une longue liste. Pour la relancer, les massages aromatiques sont l'une des meilleures solutions. L'action mécanique de la main « aide » le mouvement naturel circulatoire, tandis que les principes actifs des huiles essentielles fluidifient le sang, renforcent et assouplissent les vaisseaux sanguins, gomment les microvaisseaux inesthétiques situés à fleur de peau. Généralement les massages les plus appréciés, dans ce cas, sont ceux des pieds, des mains et des jambes. De même que le drainage lymphatique, qu'il est préférable de demander au kiné pour un geste technique parfait. Mais les massages du visage sont également fort utiles à la beauté de la peau et pour lutter contre les petits « accidents » inesthétiques tels que la couperose. À condition de les pratiquer quasiment tous les jours !

Les douleurs

Lorsqu'on a mal, à la tête, au ventre, ou à n'importe quel endroit du corps, le geste instinctif est de poser la main dessus, de frictionner, de palper, de masser, de dessiner un cercle sur la peau en appuyant plus ou moins… Le simple fait de toucher et de solliciter la zone apaise. Mais ce sont les huiles essentielles qui, en pénétrant l'épiderme pour gagner la circulation sanguine puis la région douloureuse, soulagent réellement : leurs principes actifs anti-inflammatoires et/ou antalgiques sont capables non seulement de calmer la douleur presque instantanément, mais encore de retarder ou d'espacer sa réapparition s'il s'agit d'une souffrance chronique, telle que les « crises » de migraine par exemple.

Le stress

La peau et le système nerveux sont ce qu'on appelle des « frères embryologiques » : cellules nerveuses et cutanées proviennent du même tissu embryonnaire appelé ectoblaste. Même si, au fil de la croissance du fœtus, les deux finissent par se séparer, ils restent cependant en contact extrêmement étroit et permanent, autant sur le plan physique et spatial (dans le corps) que sur le plan temporel (toute la vie). Il est donc parfaitement normal que les deux systèmes (cutané et nerveux) soient si liés, même chez un adulte a priori fort éloigné de l'embryon ! C'est l'illustration éclatante que

« corps » et « esprit » ne peuvent en aucun cas être séparés. Résultat : les interconnexions permanentes entre stress/peau/bien-être sont inévitables. Ce qui explique pourquoi on « pique un fard » en cas d'émotion forte, ou qu'un stress intense puisse se traduire par des plaques d'eczéma ou une poussée d'acné chez les personnes prédisposées.

L'intimité du couple (massages aphrodisiaques)

Un massage aphrodisiaque est un bon moyen pour évacuer les tensions de la journée et donner envie de se retrouver. C'est aussi un jeu, une mise en scène sensuelle, une façon de redécouvrir le corps de l'autre sans forcément foncer tête baissée dans le rapport sexuel. Il faut voir la main se promener sur toutes les zones sensibles, errer à proximité des zones érogènes en faisant mine de les éviter avant de les investir, timidement d'abord, puis, encouragée par la réaction à fleur de peau, avec de plus en plus d'assurance. La voilà déjà qui se perd dans l'intérieur des cuisses, et qui tourne autour du pubis. Le mouvement doit être très très lent, entre la caresse et la pression glissée. Ici, la technique importe moins que l'émotion que l'on souhaite partager et le ressenti du partenaire. Rien n'empêche même de poser une main à un endroit du corps, tandis que l'autre va « travailler » ailleurs, ce qui est contraire à toute règle « classique » de massage « sage » ! Ne vous limitez pas à une zone, occupez l'ensemble de la surface offerte, en insistant sur les lieux délicieux que vous indiquera votre partenaire : ils sont différents chez chacun d'entre nous. Mais rappelez-vous : pas d'huiles essentielles sur les muqueuses, donc pas sur les parties intimes !

Le bébé et l'enfant

Les bébés massés sont des bébés heureux. Encore plus heureux que les autres, peut-être ! Donnez rendez-vous régulièrement à votre bébé pour un massage complet, par exemple le soir, après le bain, afin de faciliter le sommeil et l'habituer à ce rituel de douceur et de contact.

Contrairement au massage relaxant pour adulte, celui du bébé ou de l'enfant est bien plus « sensoriel » et moins « technique ». Pressions glissées sur le dos ou le ventre, peu importe : ce qui compte, c'est le câlin, le contact. Ce type de massage évoque davantage les caresses, toute la main se fait enveloppante, rassurante, presse doucement les muscles mais ne les pétrit pas. Parlez calmement, doucement, pendant ce moment de confiance : les mots aussi ont leur importance. Et continuez jusqu'au retour au calme, si l'enfant montrait des signes d'agitation. 5 à 10 minutes de ce « massage/contact aromatique » ne sont pas superflues. En revanche, si l'enfant montre des signes de lassitude au bout de 5 minutes, arrêtez. Vous recommencerez demain, ou après-demain ! Pour un massage aromatique, préférez des formules toutes prêtes « spécial bébé » quant au choix et à la concentration en huiles essentielles.

Partie 2

50 massages & automassages aromatiques

SANTÉ

Acné

Le conseil du kiné

Les huiles essentielles, toutes très antiseptiques, représentent la réponse naturelle la plus puissante dans la guerre des boutons. Certaines sont encore plus indiquées pour assainir la peau est faire disparaître au plus vite les disgracieux importuns. Il suffit de les appliquer directement sur les boutons. Pour éviter d'aggraver la situation en raison de doigts d'une propreté douteuse, le mieux est d'utiliser un roller. Ainsi, vous ne touchez pas le bouton directement, c'est plus sûr et plus propre !

Il existe également des points réflexes anti-acné (menton et poignets). Pressez-les chacun pendant 2 minutes matin et soir, chaque jour.

HE conseillées

- lavande, arbre à thé.

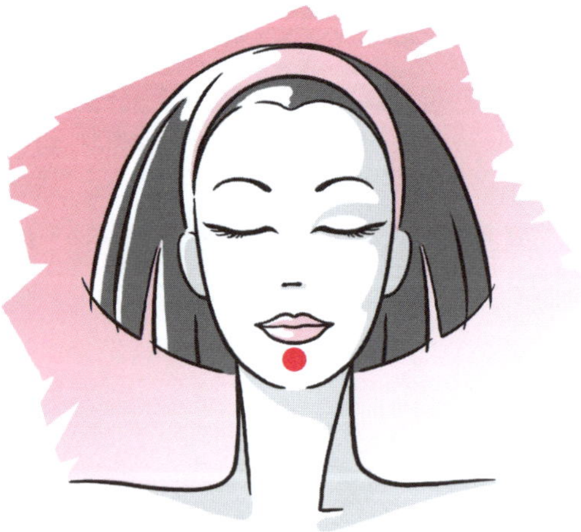

Pressez le point réflexe du menton 2 minutes matin et soir

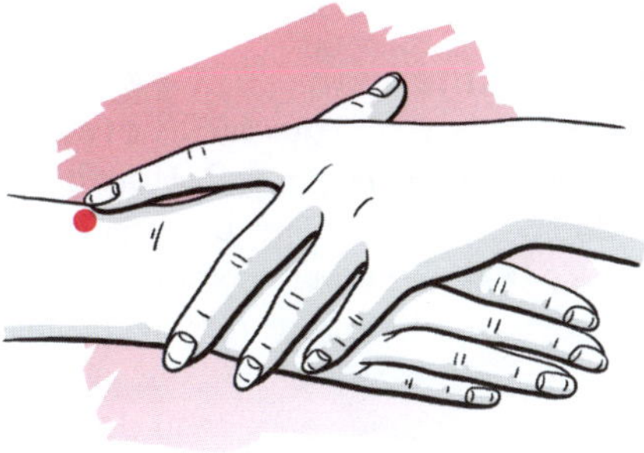

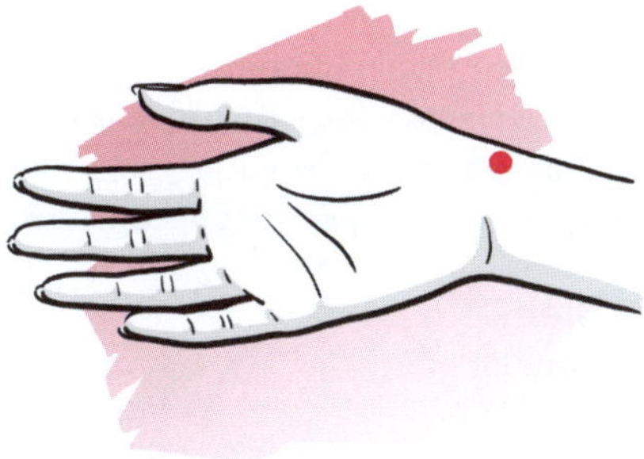

Pressez le point réflexe des poignets 2 minutes matin et soir

Articulations douloureuses/ Rhumatismes

Le conseil du kiné

Passez lentement le roller aux huiles essentielles (voir « Acheter un produit tout prêt », p. 36) tout autour de l'articulation douloureuse, le temps de bien faire pénétrer le produit. Voyez large : tout le complexe articulaire est concerné – par exemple, la zone reliant la rotule au tibia, en plus de la rotule elle-même.

Si vos douleurs sont situées au niveau des doigts, appliquez de la même façon sur toutes les zones douloureuses (soit 3 articulations par doigt).

Ce geste est valable pour toutes les articulations qui posent problème : hanche, épaule…

En dehors de cette application in situ, pressez chaque jour, pendant 5 minutes, les « points réflexes » antidouleur répartis sur le haut de la nuque, sur l'avant-bras à 3 doigts du poignet, ainsi que dans le creux de la cheville.

HE conseillées

- gaulthérie, lavandin.

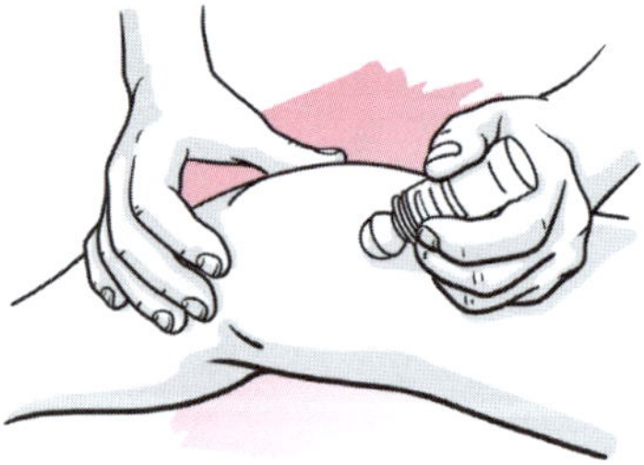

Passez le roller aux huiles essentielles autour de l'articulation douloureuse

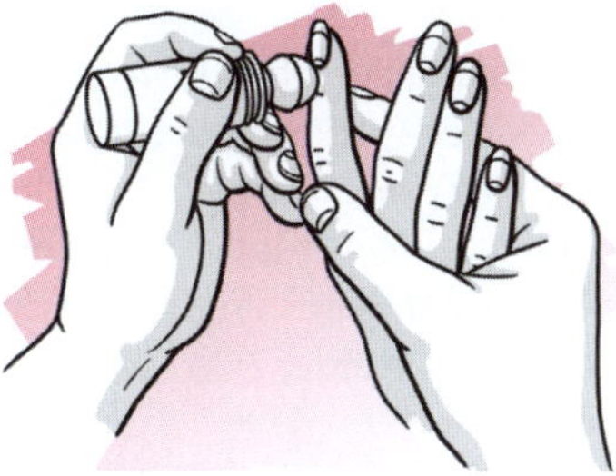

En cas de douleur au niveau des doigts

Rhumatismes : points réflexes antidouleur de la nuque

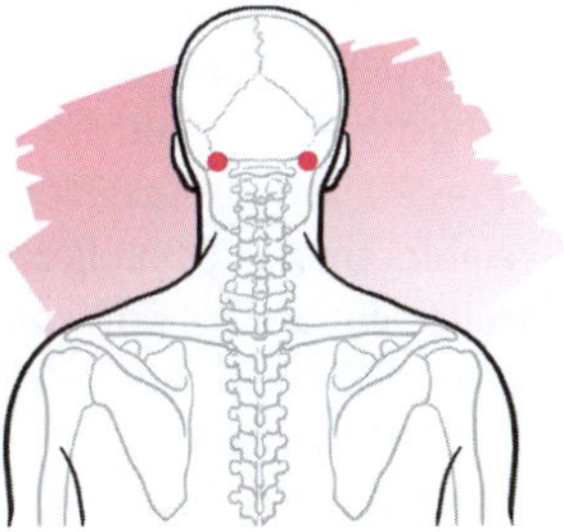

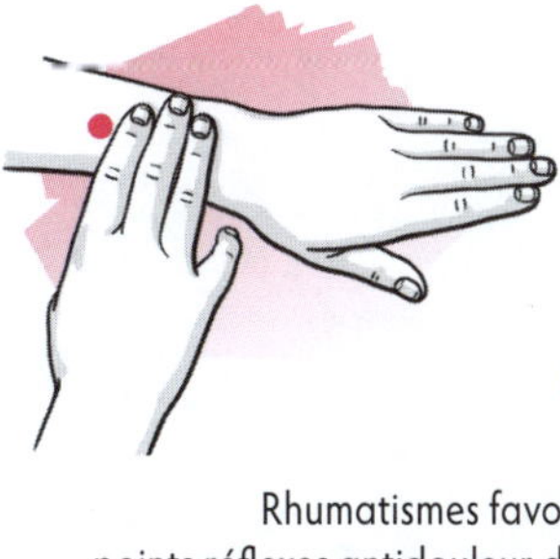

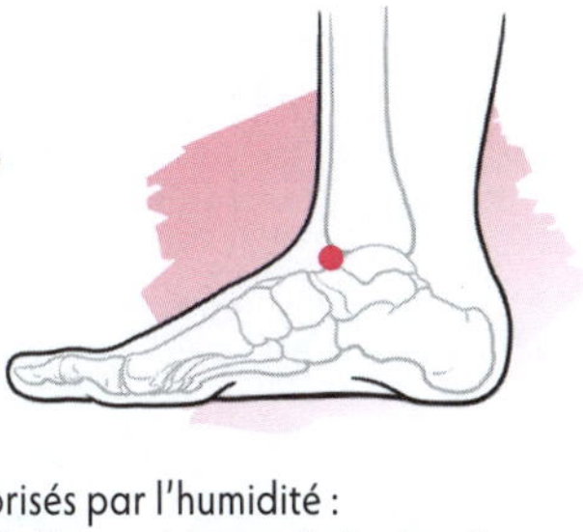

Rhumatismes favorisés par l'humidité : points réflexes antidouleur de l'avant-bras et de la cheville

Asthme

Le conseil du kiné

De nombreuses crises d'asthme surviennent suite à un stress. En cas de surmenage ou de tensions, un massage aromatique antistress (voir p. 130) ou antifatigue peut prévenir une crise. Mais il existe également des « points » antiasthme, que les crises soient déclenchées par un stress, une infection (bronchite…) ou une allergie. Pressez-les chaque jour 3 fois dans la journée pendant 2 minutes en prévention, ainsi qu'en tout début de crise, pour aider à la soulager.

REMARQUE

Il est formellement déconseillé d'inhaler des huiles essentielles pendant une crise, car elles peuvent aggraver la gêne respiratoire chez l'asthmatique. Évitez la diffusion ou le spray aromatique durant ces moments. Par ailleurs, les massages ne remplacent pas les médicaments (bronchodilatateur ou autre traitement prescrit par votre médecin), et inversement !

HE conseillées

- marjolaine, estragon.

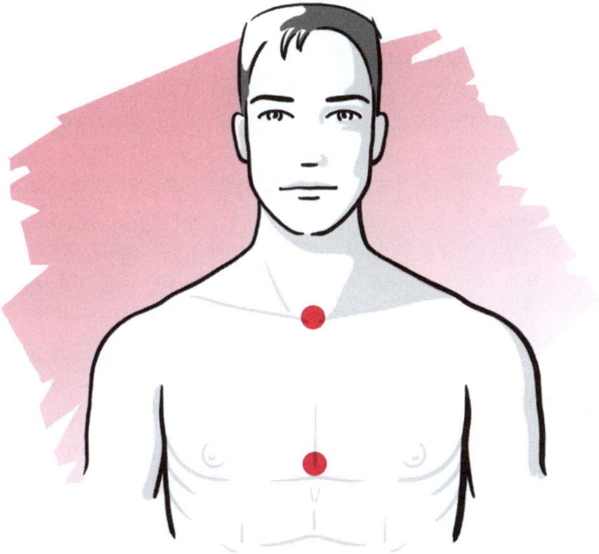

Pressez les points réflexes antiasthme
3 fois par jour pendant 2 minutes

SANTÉ

Ballonnements, digestion lente

Le conseil du kiné

Pétrissez l'ensemble du ventre avec la pulpe des deux mains pendant 2 ou 3 minutes. Puis suivez le sens du côlon : ascendant, transverse, descendant… soit tout simplement les aiguilles d'une montre ! Appuyez puis relâchez, aux points 3 h, 6 h, 9 h, 12 h…

Si vous êtes fréquemment sujet aux ballonnements, pressez les points réflexes qui favorisent le confort digestif pendant 3 bonnes minutes après chaque repas, au calme, si possible allongé.

HE conseillées

- basilic, estragon.

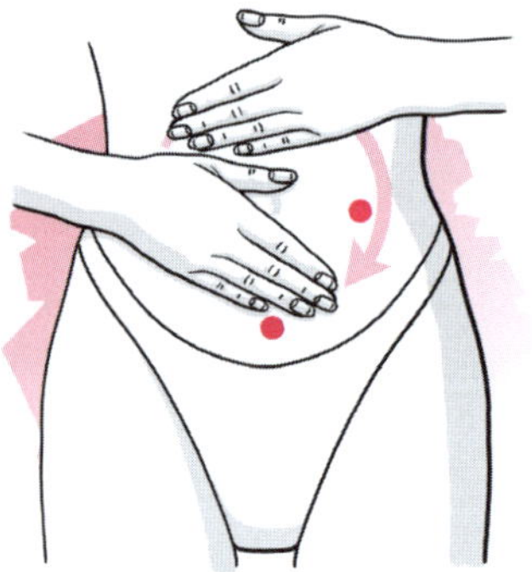

Pétrissez l'ensemble du ventre avec la pulpe des deux mains pendant 2 ou 3 minutes, puis massez dans le sens des aiguilles d'une montre. Appuyez puis relâchez aux points 3 h, 6 h, 9 h, 12 h.

SANTÉ

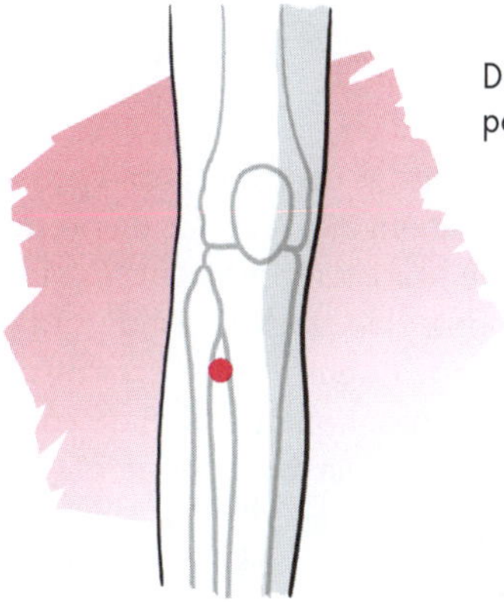

Digestion lente :
point réflexe du tibia

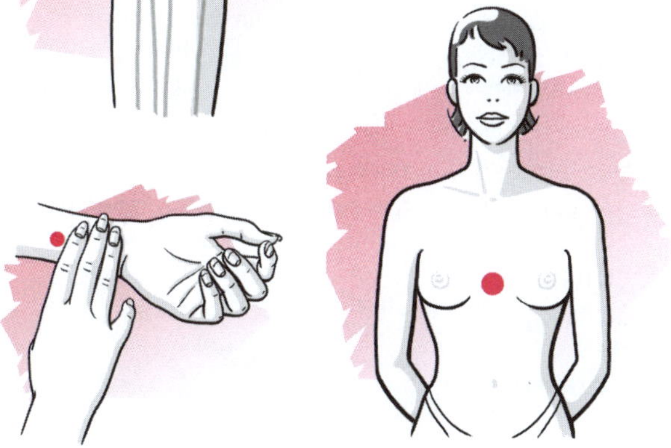

Ballonnements après le repas (digestion lente) :
points réflexes du poignet et du plexus solaire

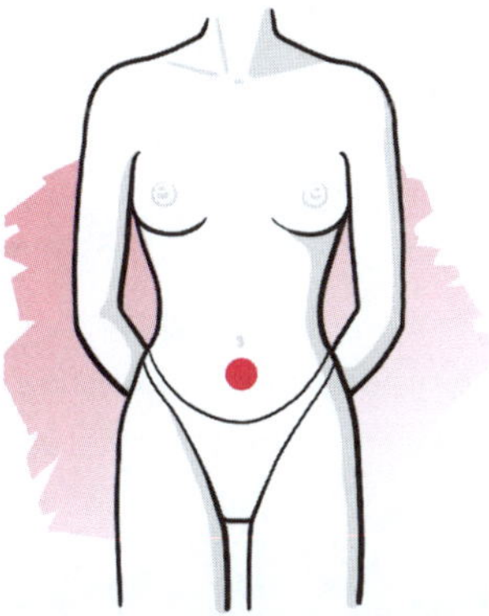

Gargouillis intestinaux + gaz :
point réflexe du ventre

SANTÉ

Bleus

Le conseil du kiné

Vous venez de vous cogner, disons contre la table basse du salon. Aïe ! Ça fait doublement mal : un bleu en préparation et, en plus c'est sur le tibia, spécialement sensible. Dans un premier temps, posez une poche de glace, puis appliquez avec une grande douceur l'huile réparatrice sur la zone choquée, en remontant en direction du cœur pour aider à drainer. Passez la main très doucement car des vaisseaux sanguins ont été brisés (d'où le bleu, une poche de sang), mais sûrement aussi des petites fibres musculaires. Surtout ne malaxez pas, ne pétrissez pas, en d'autres termes, ne massez pas : vous ne faites qu'appliquer ! Recommencez 3 fois par jour (sans l'épisode glace !).

HE conseillée

- hélichryse.

HV conseillée

- arnica.

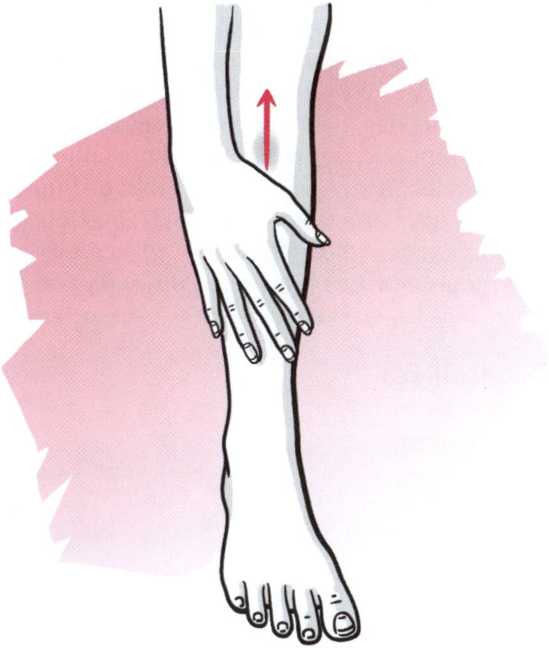

Appliquez l'huile sur la zone choquée,
en remontant en direction du cœur, 3 fois par jour

SANTÉ

Bouffées de chaleur

Le conseil du kiné

Parce que les hormones s'emballent, les bouffées de chaleur sont fréquentes à la ménopause ou à la préménopause. Mais on peut très bien subir ces « hausses de température », qui n'ont rien à voir avec de la fièvre, à tout âge. Parfois toujours en raison d'un festival hormonal – avant ou pendant les règles – mais aussi à cause de situations stressantes, oppressantes : on étouffe ! Pressez les points « anti-bouffées de chaleur » pendant 1 minute, autant de fois que nécessaire dans la journée. Essayez d'y penser en préventif : une fois que la bouffée est là, c'est un peu tard !

HE conseillées

- lavande, néroli.

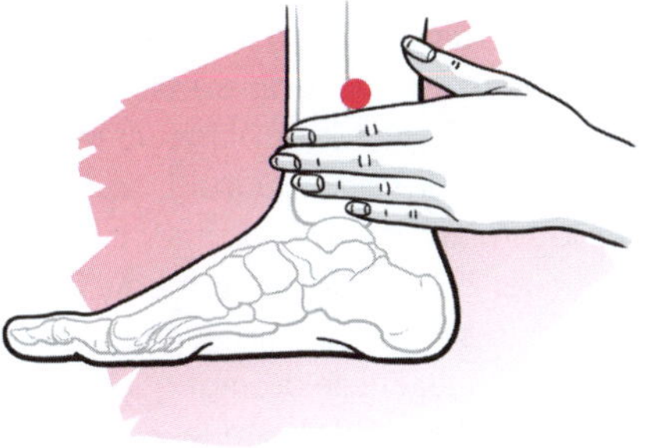

Point réflexe de la cheville

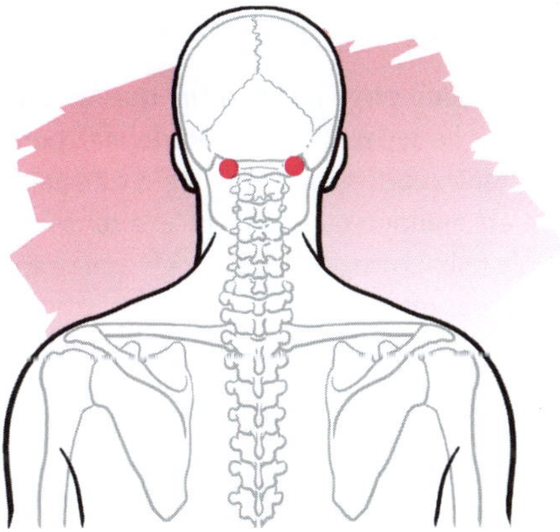

Points réflexes de la nuque

Brûlure (1er degré)

Le conseil du kiné

Toute brûlure doit faire l'objet d'un refroidissement avant tout. Précipitez-vous vers un robinet et laissez couler l'eau fraîche sur la brûlure pendant plusieurs minutes. Même si c'est désagréable à cause du froid, ce réflexe permet d'empêcher la brûlure de se propager aux tissus voisins, donc de continuer à s'étendre alors même que vous vous êtes éloigné de la source de chaleur. Ensuite seulement, vous pourrez appliquer l'huile aromatique apaisante. Tout doucement surtout ! Partez de l'extérieur de la brûlure pour revenir vers le centre, comme pour le bleu. On ramène toujours le sang en direction du cœur. S'il y a en plus une plaie, pensez à désinfecter (eau + savon) et à surveiller attentivement l'évolution de la lésion – les huiles essentielles sont antiseptiques et favoriseront la cicatrisation.

ATTENTION !

Le conseil de cette page ne concerne que les brûlures du 1er degré (couche superficielle de l'épiderme), par exemple celles d'un fer à repasser. Si la brûlure a atteint un enfant, ou qu'elle est étendue ou encore qu'elle touche une zone très sensible (main, visage…), il est préférable de consulter un médecin sans attendre.

HE conseillée

- lavande aspic.

HV conseillées

- rose musquée, millepertuis.

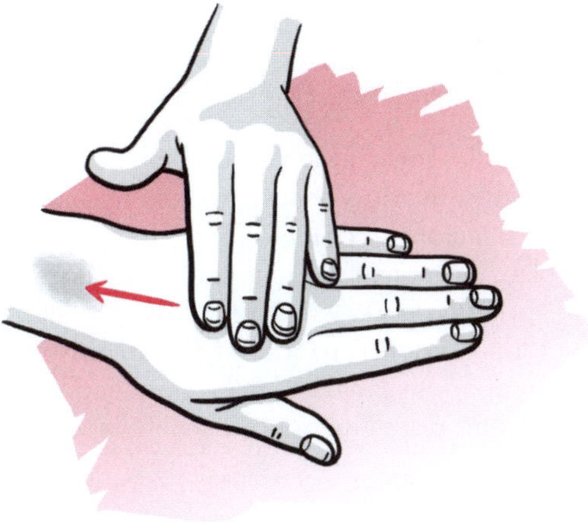

Appliquez l'huile de l'extérieur de la brûlure
pour revenir vers le centre

Colite/côlon irritable (mal au ventre)

Le conseil du kiné

Les douleurs spasmodiques au ventre, d'origine microbienne ou non, doivent être traitées avec l'aide d'un médecin. D'autant qu'elles sont souvent accompagnées de troubles gênants du transit. Mais rien n'empêche de soulager l'inconfort en stimulant les points réflexes concernés : dans le cas de colites fonctionnelles (donc non organiques), souvent rythmées par des périodes de stress, presser régulièrement ces points peut aider à espacer les crises. Massez chacun d'entre eux pendant 2 minutes, 2 fois par semaine. Un peu plus si vous êtes dans une période « difficile ».

HE conseillées

- estragon, marjolaine, camomille romaine.

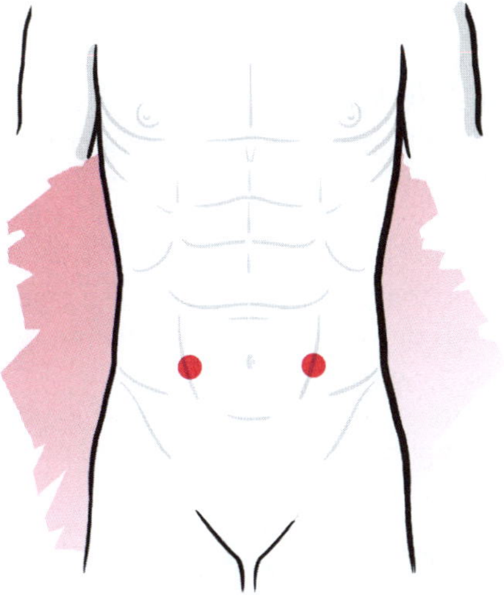

Points réflexes du ventre

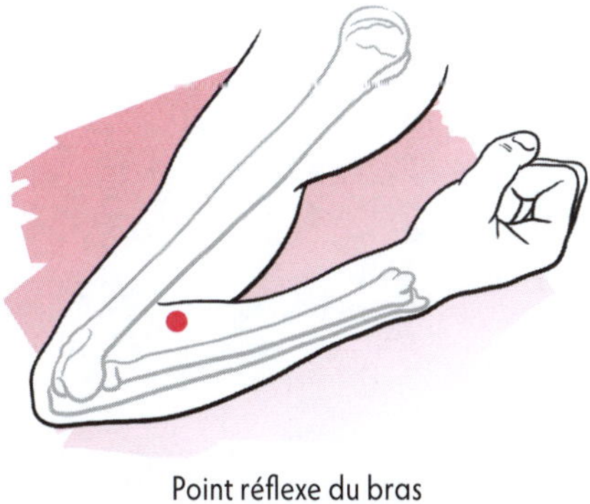

Point réflexe du bras

Congestion veineuse (jambes lourdes, jambes douloureuses, mains et pieds froids)

Le conseil du kiné

Rien de plus efficace qu'un massage pour dissiper les lourdeurs et retrouver l'agréable sensation de jambes légères. En général, c'est le soir que l'on souffre, souvent parce qu'il a fait très chaud ou que l'on a piétiné toute la journée. Cela tombe bien : c'est aussi le moment où vous avez le temps de vous offrir une séance de massage ou d'automassage un peu prolongée.

Allongez-vous sur le dos. Attrapez votre jambe et faites des pressions glissées en partant du pied pour remonter vers les cuisses. Les danseurs s'en chargent facilement eux-mêmes, mais une personne un peu raide aura plus de mal : faites vous aider ! Après le massage, restez allongé pendant 10 minutes, les jambes surélevées. Si vous avez aussi les pieds et/ou les mains froids, insistez sur ces extrémités du corps en les massant de la même façon.

HE conseillée

- cyprès.

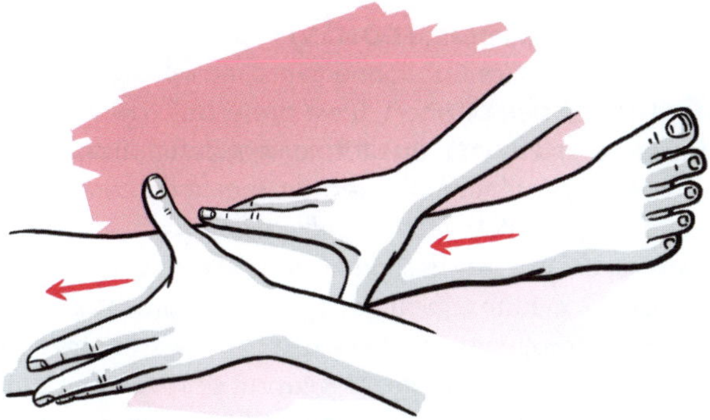

Effectuez des pressions glissées en partant du pied
pour remonter vers les cuisses

Constipation

Le conseil du kiné

Le massage aromatique anticonstipation ressemble à celui de la p. 60 (antiballonnements) mais il faut appuyer un tout petit peu plus fort. Il est préférable de se laisser masser, car mieux vaut être totalement détendu pour que ça marche parfaitement. Cela dit, même l'automassage reste tout à fait praticable et efficace.
En outre, pressez les deux points réflexes anticonstipation pendant 2 minutes, matin et soir : ils se situent chacun dans des creux, l'un entre le pouce et l'index, l'autre sous la « boule » de la cheville, et peuvent se révéler un petit peu sensibles, voire douloureux. C'est normal. Insistez doucement, sans toutefois aller jusqu'à la vraie douleur !

HE conseillée

- gingembre.

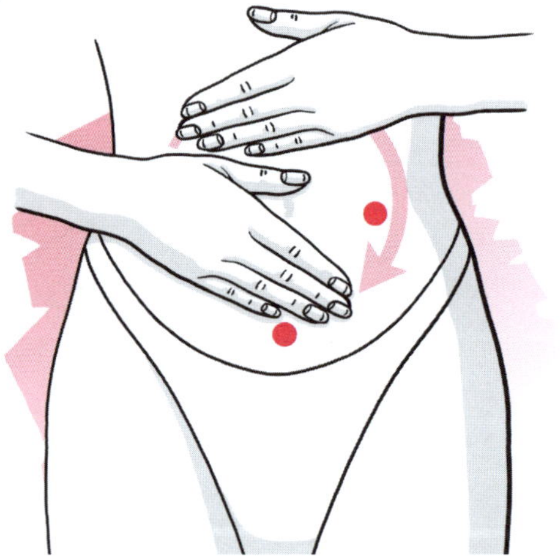

Pétrissez l'ensemble du ventre avec la pulpe des deux mains pendant 2 ou 3 minutes, puis massez dans le sens des aiguilles d'une montre. Appuyez puis relâchez aux points 3 h, 6 h, 9 h, 12 h.

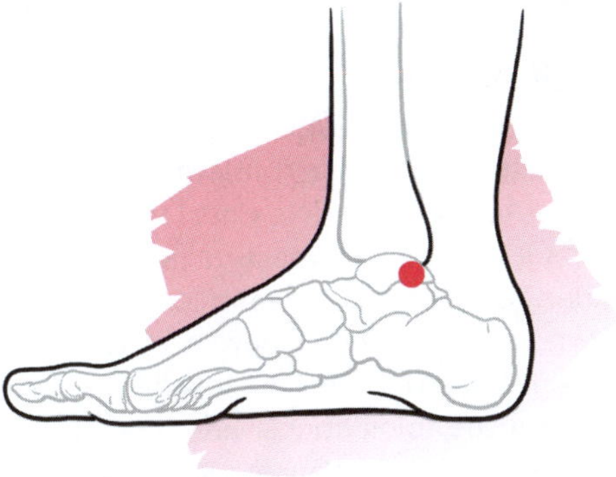

Point réflexe de la cheville

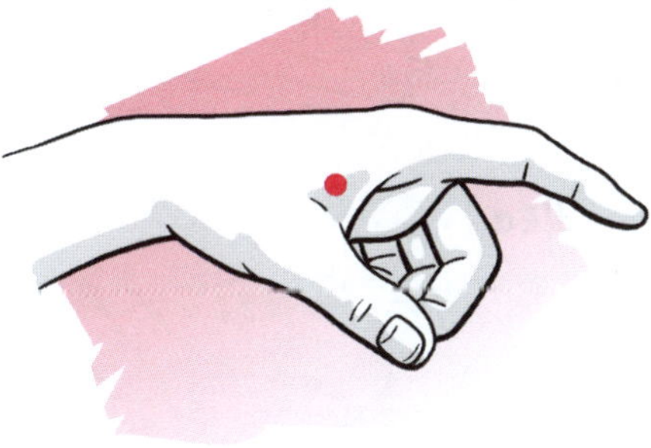

Point réflexe de la main

SANTÉ

Crampes et contractures musculaires

Le conseil du kiné

Une petite contracture à laquelle on ne prête pas attention peut, si elle dégénère, se transformer en crampe. Tout le muscle est tétanisé ! Parfois c'est l'inverse : à la suite d'une crampe pourtant « levée », on garde des points de contracture. Les gestes sont identiques dans les deux cas.

❶ *Étirez la zone contracturée* (souvent le mollet ou le pied), soit allongé, soit debout. Pour le mollet, posez le pied sur une marche, talon dans le vide vers le bas, et étirez le muscle contracturé. Pour le pied, tirez au maximum le pied et les orteils vers vous afin, là encore, d'étirer le muscle crispé. La crampe lâche en 15 secondes.

❷ *Massez doucement* – pressions glissées et pétrissage – avec des huiles essentielles antalgiques. Si la crampe se situe sous la plante des pieds, massez plus précisément le point indiqué sur notre dessin.

HE conseillées

- laurier noble, estragon.

HV conseillée

- arnica.

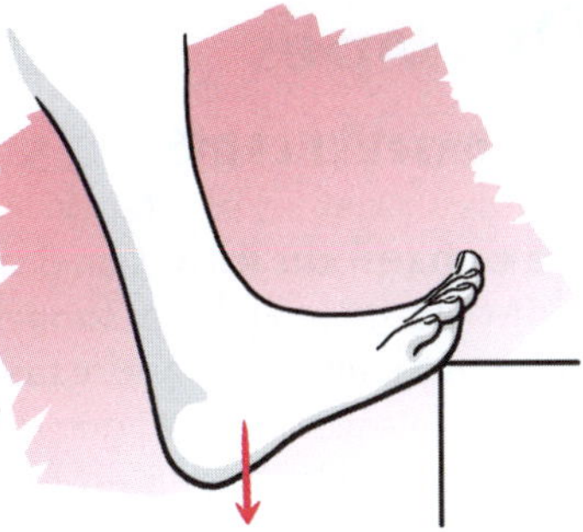

Étirez la zone contracturée

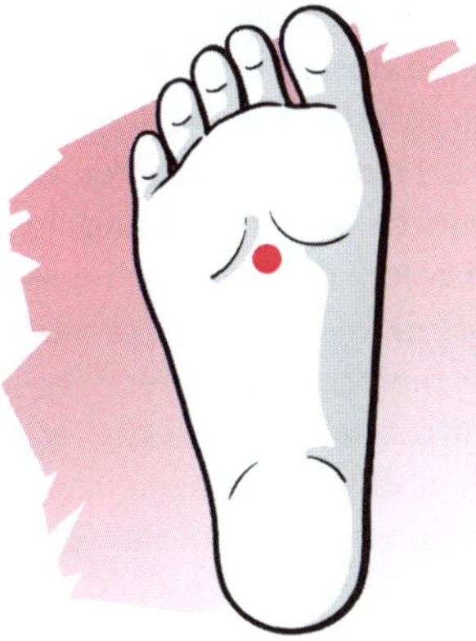

Si la crampe se situe
sous la plante du pied,
massez ce point

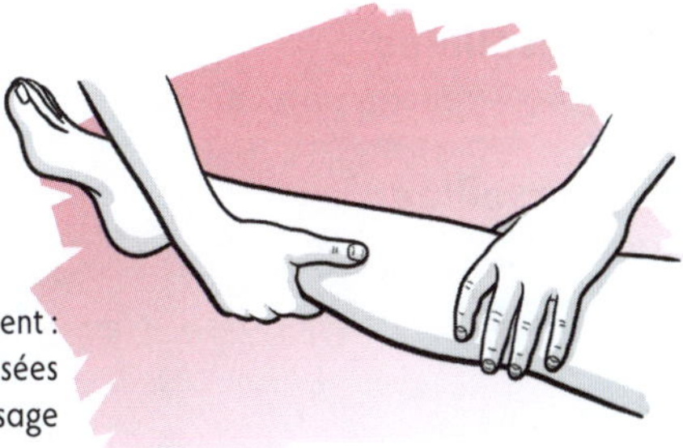

Massez doucement :
pressions glissées
et pétrissage

SANTÉ

Dos (mal)

Le conseil du kiné

L'un des fléaux les plus répandus ! On parle toujours du dos en général : « J'ai mal au dos ! » Certes, le dos est une entité, mais découpé en 3 zones principales, de bas en haut : les lombaires, les dorsales, les cervicales. Parfois, les patients sont étonnés que le kiné devine tout de suite les points douloureux : c'est facile, ça ne peut être qu'à ces 3 endroits-là ! Même lorsque des contractures réflexes donnent l'impression que la zone douloureuse est étendue, le point de départ vient de l'un de ces points. Commencez par bien masser tout le long du dos en partant du bas pour remonter le long de la colonne et « chasser » vers l'extérieur, afin de détendre les muscles contractés. Puis cherchez l'un de ces trois points à l'origine de la douleur, forcément situé le long de la colonne (en bas, au milieu ou en haut), et insistez dessus. Doucement ! Faites pénétrer l'huile sur le point douloureux pendant 2 minutes.

Par ailleurs, stimulez le point réflexe entre le nez et la bouche, bien utile en cas de lumbago : pressez-le très fortement pendant 5 minutes. Recommencez autant de fois que nécessaire, plusieurs fois dans la journée. Pressez ce « point » sans huiles essentielles : il est situé trop près des muqueuses buccales et nasales.

HE conseillées

- gaulthérie, eucalyptus citronné, romarin à camphre.

HV conseillée

- arnica.

(Voir aussi « Femme enceinte », « Jeune maman ».)

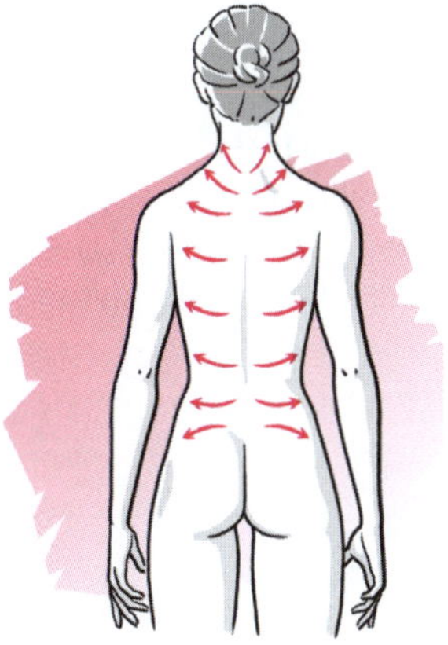

Massez tout le long du dos en partant du bas pour remonter le long de la colonne et chasser vers l'extérieur

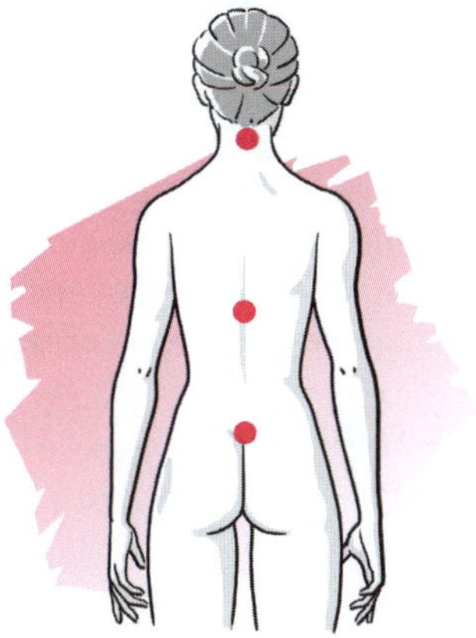

Cherchez l'un de ces trois points à l'origine de la douleur et massez-le avec insistance

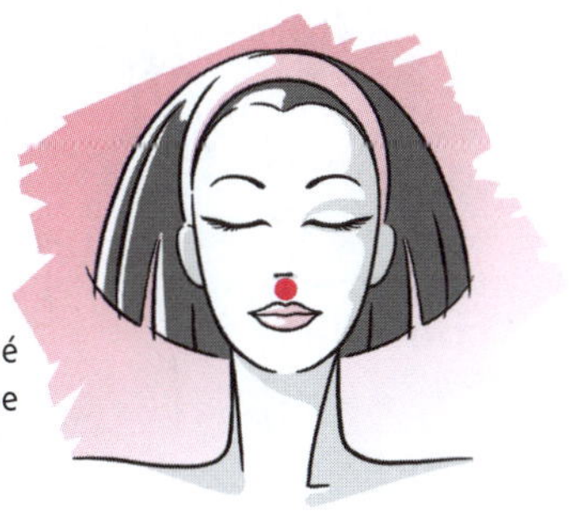

Lumbago : point réflexe situé entre le nez et la bouche

SANTÉ

Douleurs dentaires

Le conseil du kiné

Massez très doucement la joue, avec plusieurs doigts, en regard de la dent douloureuse. Les points « antidouleur » répartis sur le corps fonctionnent aussi très bien. Pensez-y dans la journée, lorsque vous souhaitez vous soulager efficacement mais discrètement. Et prenez rendez-vous chez le dentiste ! Douleur = généralement infection, consultation et traitement indispensables !

HE conseillée

- giroflier.

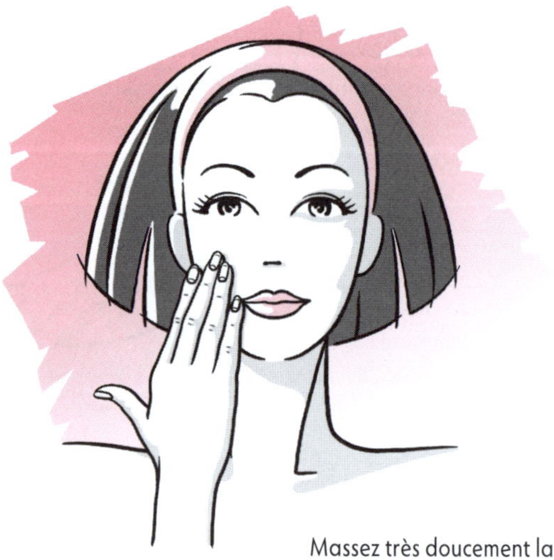

Massez très doucement la joue, avec plusieurs doigts, en regard de la dent douloureuse

Adultes :
point antidouleur de l'index

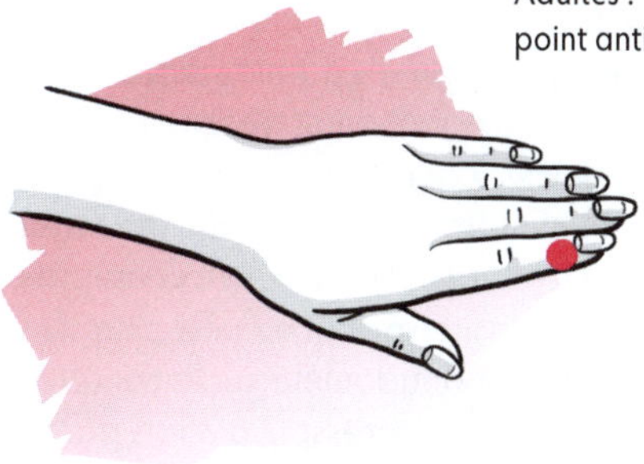

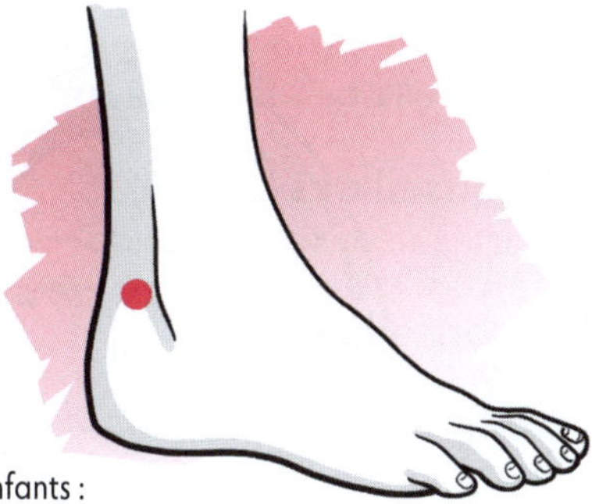

Enfants :
point antidouleur de la cheville

SANTÉ

Entorse (petite)

Le conseil du kiné

Vous vous êtes tordu la cheville. La douleur n'est pas vraiment insupportable (sinon c'est immédiatement la consultation, voire les urgences !), mais vous avez quand même mal. Avant tout, ayez le réflexe « immobilisation ». Le pied doit rester bien dans l'axe, sans aucune tension musculaire, pour que la cicatrisation des tissus se passe dans de bonnes conditions[5]. Appliquez une compresse imbibée d'huiles essentielles antidouleur sur la zone. Mais ne massez pas ! Changez la compresse 2 à 3 fois par jour. Par ailleurs, si vous le pouvez, pressez doucement les points « antidouleur entorse » situés sous la « boule » de la cheville ainsi que sur le cou-de-pied, pendant 3 minutes, tous les quarts d'heure le jour J. Lorsque la douleur a sérieusement diminué, espacez à 2 ou 3 pressions par jour. Si elle ne cède pas en 2 ou 3 jours, mieux vaut consulter un médecin.

HE conseillées

- gaulthérie, menthe, lavande.

HV conseillée

- arnica.

---

5. Si vous ne pouvez pas rester immobilisé, faites poser un strapping (sorte de bandage serré pour protéger les ligaments sans gêner la circulation) par un kiné ou un médecin.

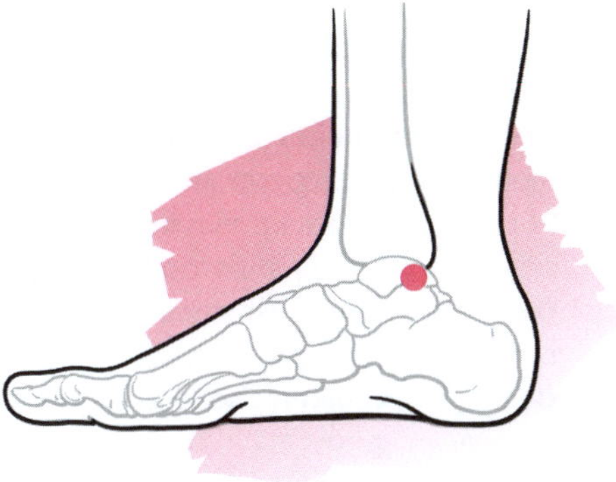

Point « antidouleur entorse »
situé sous la boule de la cheville

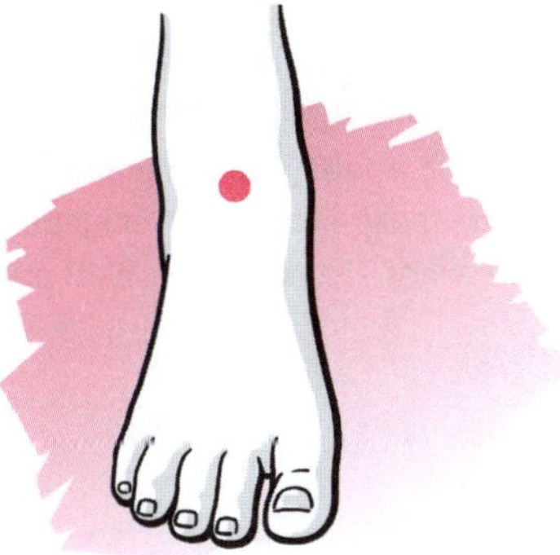

Point « antidouleur entorse »
situé sur le cou-de-pied

SANTÉ

Fatigue

Le conseil du kiné

Massez fermement l'ensemble de la voûte plantaire et de la paume de la main, étirez bien les doigts. Vous stimulez ainsi des points réflexes antifatigue : c'est ce qu'on appelle la réflexologie plantaire (ou palmaire, pour les mains). L'idéal est de presser également tous les points antistress et antifatigue si vous avez le temps, au fil de la journée.

- Le point du ventre, pendant 5 minutes, plutôt doucement, le matin.
- Au bout des doigts, quelques secondes, plusieurs fois dans la journée.
- Au poignet, 3 minutes 3 fois par jour.

Au moment de la toilette, pensez à terminer votre douche chaude par un jet frais sur les pieds et les jambes (remontez le jet de bas en haut, toujours vers le cœur), puis frictionnez-vous (voir p. 43).

Remarque

Si vous êtes surmené, épuisé, rien ne remplacera le repos. Et si votre fatigue dure malgré vos soins – et un aménagement de votre emploi du temps –, consultez : ce n'est pas normal.

HE conseillées

- ravintsara, gingembre.

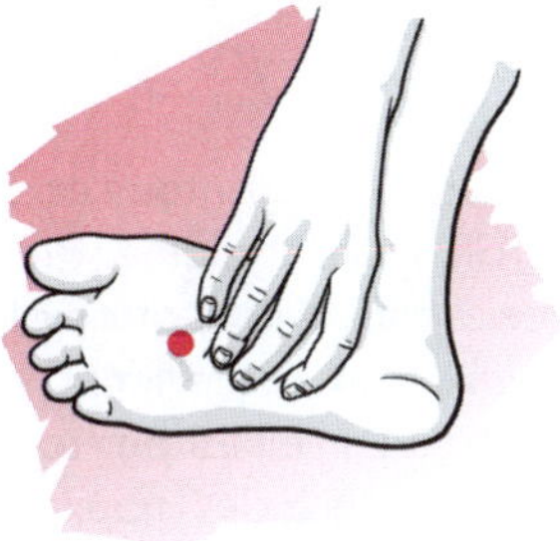

Massez fermement l'ensemble de la voûte plantaire

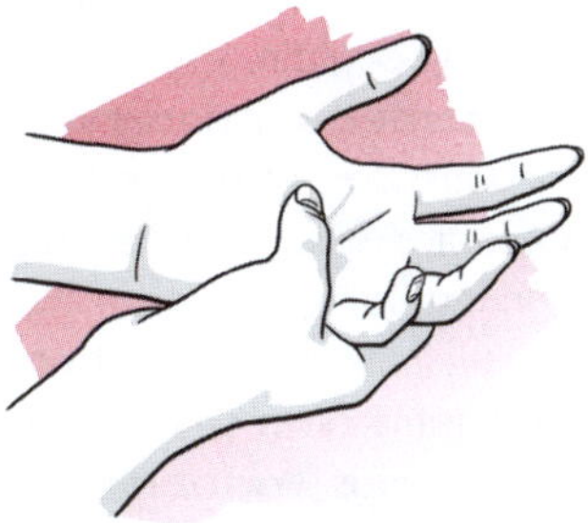

Massez fermement l'ensemble de la paume de la main

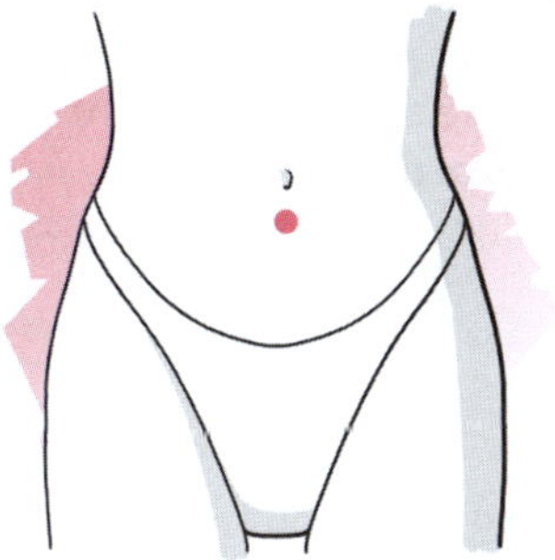

Point réflexe du ventre

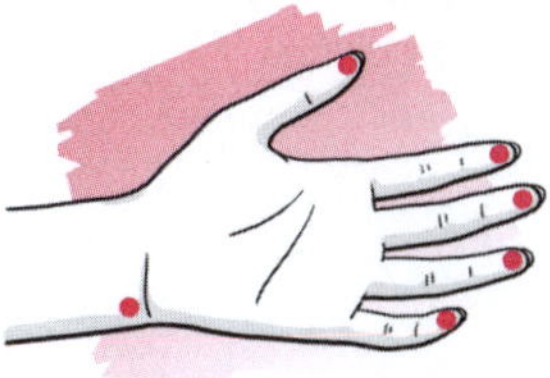

Points réflexes du bout des doigts.

Point réflexe du poignet

SANTÉ

Fatigue oculaire (yeux)

Le conseil du kiné

La fatigue oculaire touche un jour ou l'autre tous ceux qui passent des heures sur écran, mais également les personnes qui lisent énormément, font de la couture ou d'autres travaux manuels minutieux. Dans le meilleur des cas, on se sent épuisé, alors que le corps ne l'est pas tant que cela. Au pire, c'est la porte ouverte à des maux de tête bien pénibles. Avant d'en arriver là, offrez-vous un massage oculaire express.

Commencez par poser vos deux mains bien à plat sur vos yeux clos, et respirez lentement, profondément, calmement, 5 fois de suite. Faites le vide, vos yeux quittent enfin leur labeur.

Ensuite, imprimez de petits cercles tout autour de chaque œil, comme pour dessiner des lunettes, des deux côtés en même temps. Partez du dessous, généralement congestionné, pour remonter au niveau des sourcils et poursuivez votre mouvement sur l'aile du nez.

Si possible, stimulez le point réflexe situé exactement entre le gros orteil et l'orteil d'à côté, pendant 2 minutes.

HE conseillée

- aucune !

Attention !

Faites ce massage sans huiles essentielles : on évite d'appliquer quoi que ce soit dans la région oculaire. À mains nues, c'est parfait.

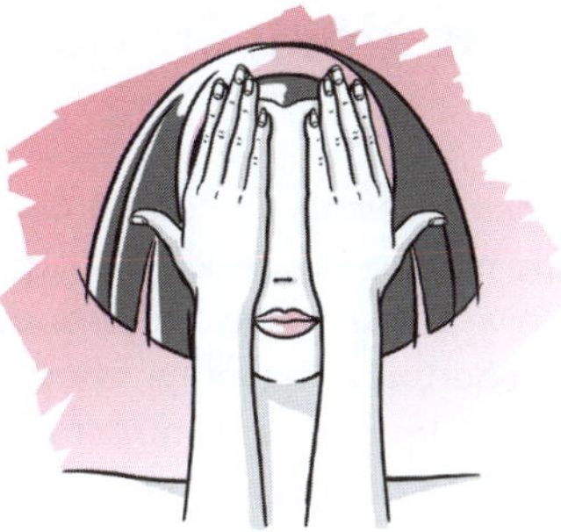

Posez vos deux mains bien à plat sur vos yeux clos et respirez lentement, profondément, calmement 5 fois de suite

Imprimez de petits cercles tout autour de chaque œil en partant du dessous pour remonter au niveau des sourcils

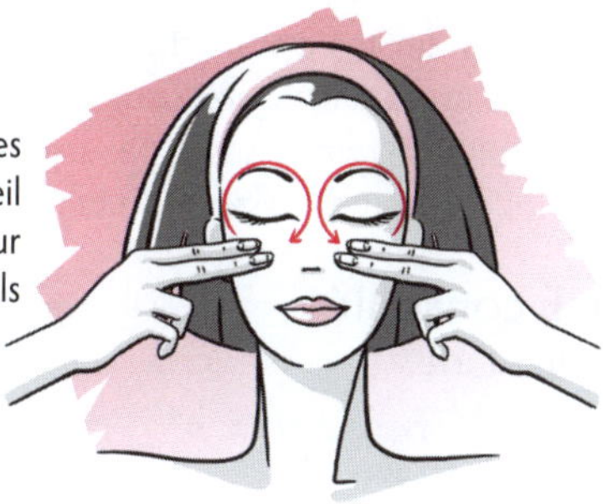

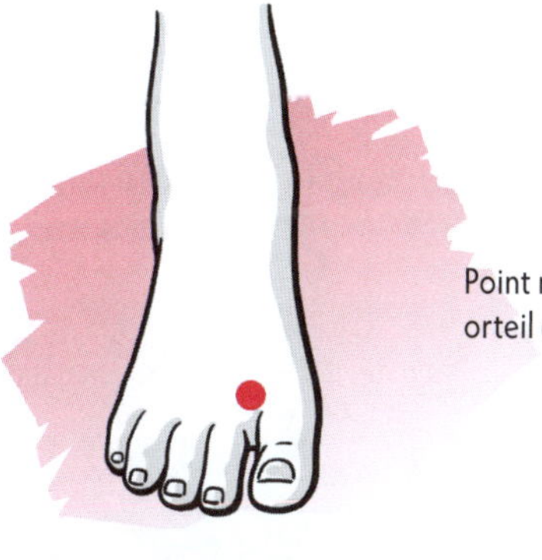

Point réflexe situé entre le gros orteil et celui d'à côté

SANTÉ

Femme enceinte (douleurs dos)

Le conseil du kiné

Je reçois beaucoup de femmes enceintes qui souffrent du bas du dos. Car le gros ventre modifie la position du corps, créant un déséquilibre au niveau du bassin. La colonne vertébrale compense et, du coup, « ça fait mal ». Essayez de détendre et de malaxer tous les muscles contracturés, c'est-à-dire l'ensemble du dos. Le partenaire peut beaucoup apporter à la future maman : cela soulagera son dos tout en comblant son besoin d'être soutenue ; psychologiquement, c'est très important ! Le futur papa peut aussi appuyer sur les points de sciatique, souvent douloureux car les nerfs sciatiques sont titillés par cette malposition naturelle de la grossesse. Insistez à chaque fois 3 minutes sur les points, en pressant de façon circulaire et assez ferme.

HE conseillée

- lavande.

ATTENTION !

N'utilisez pas n'importe quelle huile essentielle pendant la grossesse !

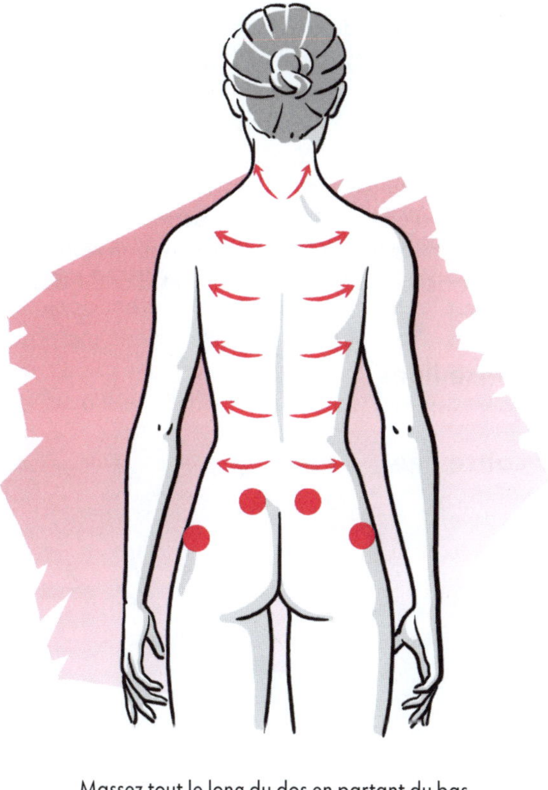

Massez tout le long du dos en partant du bas
pour remonter le long de la colonne et chasser vers l'extérieur

Pressez de façon circulaire et assez ferme
les 4 points de sciatique pendant 3 minutes

SANTÉ

Hémorroïdes

Le conseil du kiné

Voici l'exemple type du massage aromatique préférable « à distance ». Il est évidemment hors de question d'aller triturer localement, « là où ça fait déjà mal ». En revanche, stimuler les points « hémorroïdes » situés sur la jambe, c'est discret et efficace. Même si cela ne remplace pas la mise en place d'une hygiène de vie adéquate pour éviter d'être victime d'une nouvelle crise : activité physique régulière, au minimum la marche, consommation raisonnable d'alcool et de plats épicés, traitement d'une éventuelle constipation, etc.

HE conseillées

- cyprès, lentisque.

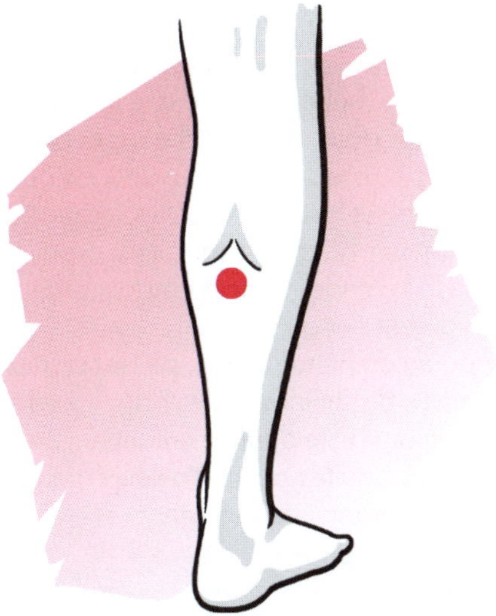

Pressez les points réflexes situés sur la jambe

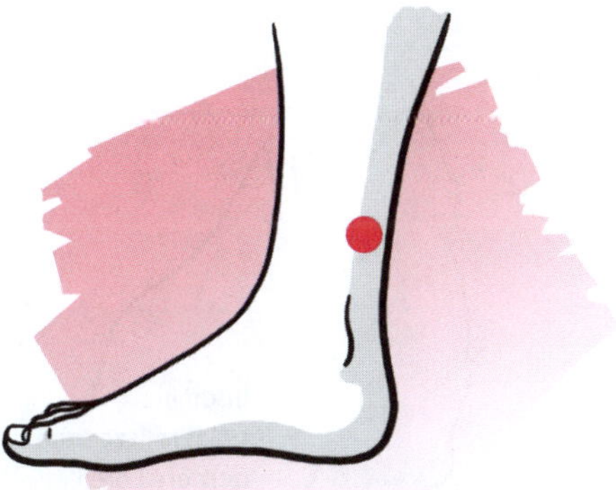

Insomnie (adulte, bébé)

Le conseil du kiné

Pour l'adulte ou le bébé, un massage aux huiles essentielles apaisantes des tempes et du cou (adulte) ou sur tout le corps sauf le visage (bébé) procure une irrésistible envie de dormir. Le geste doux, plus proche de la caresse que du massage (ne pétrissez pas les muscles) est aussi apaisant que le parfum des huiles essentielles, lesquelles jouent aussi un rôle majeur par voie nasale. Il est prouvé depuis longtemps que la lavande, l'oranger ou la marjolaine sont propices à la détente et au sommeil.
Par ailleurs, pour compléter le soin, pensez à stimuler les points « sommeil » disséminés sur le corps. Il y en a même un « anticauchemar », utile pour les enfants en proie à des rêves difficiles. Les adultes aussi, d'ailleurs, peuvent être harcelés par de « mauvaises » images !

HE conseillées

- **Adulte** = lavande, camomille.
- **Enfant** = Puressentiel baume « bébé dodo détente ».

(Voir aussi « Massage bébé complet » p. 122.)

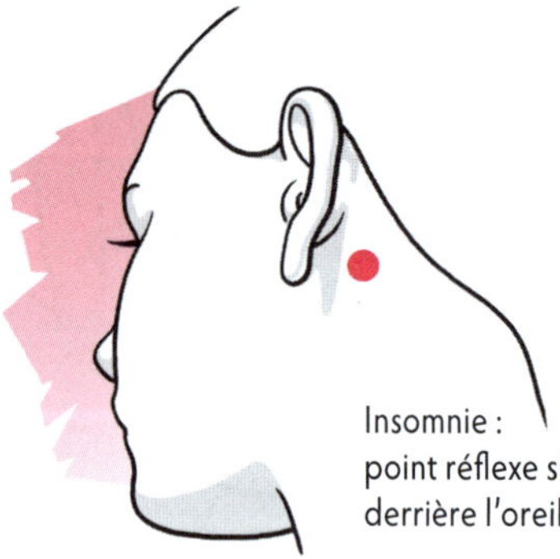

Insomnie : point réflexe situé derrière l'oreille

Insomnie bébé :
point réflexe du ventre

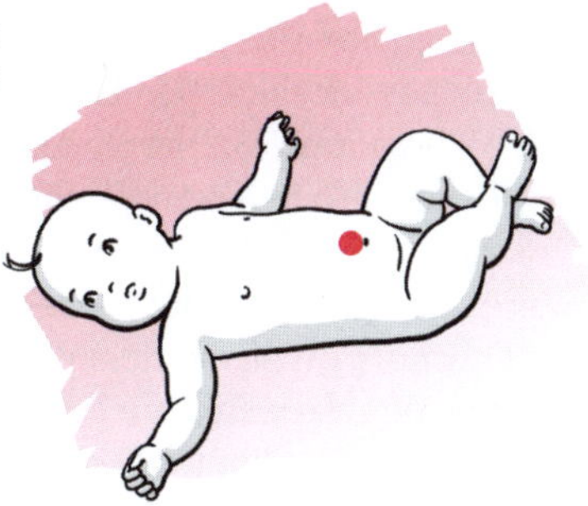

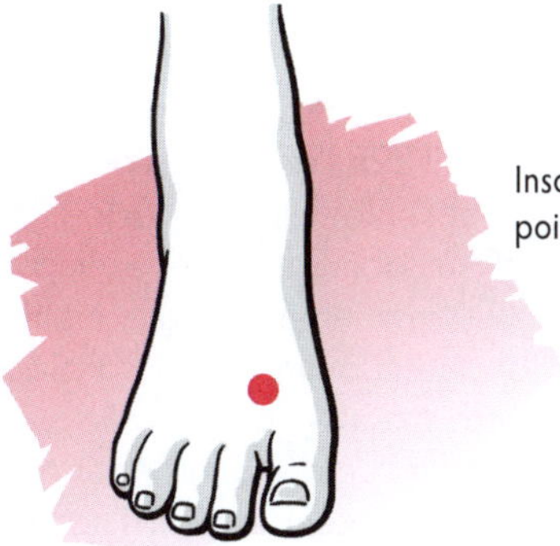

Insomnie :
point réflexe du pied

Cauchemar :
point réflexe situé sur le majeur

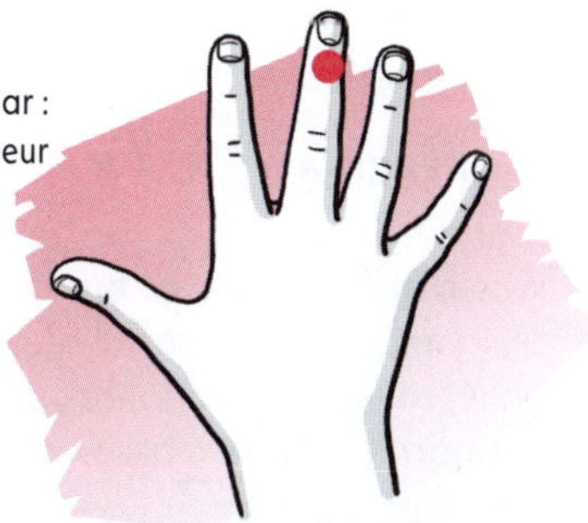

SANTÉ

Jeune maman (douleurs dos)

Le conseil du kiné

Un bébé, ça finit par peser lourd ! En plus des massages pour femmes enceintes (lombaires et points de sciatique), que le jeune papa peut prodiguer même après l'accouchement, il soulagera plus complètement sa chère et tendre en pétrissant également les trapèzes et les cervicales. Il doit s'intéresser aux cervicales, redescendre un peu, remonter... De plus, c'est un moment privilégié entre les parents, parfois un peu dépassés par l'arrivée du bébé. Une façon de renouer avec le contact corporel. Souvent les femmes se plaignent que leur partenaire n'est pas assez présent à la maison, qu'il rentre trop tard du bureau, etc. Cette tension et cette fatigue accumulées peuvent aggraver les maux de dos purement mécaniques dus au port du bébé. Quant aux papas, désemparés par l'aspect fusionnel de la relation entre la maman et l'enfant, ils ont parfois l'impression de ne plus exister. Au cabinet, j'ai des exemples tous les jours ! Et c'est toujours les mêmes mots, les mêmes plaintes ! Il est primordial que chacun trouve sa place dans ce nouvel équilibre à trois, dans cette nouvelle configuration de vie. Le massage est l'un des outils pour cela. Il permet de replacer le corps au centre, pour l'homme de dire « je m'occupe de toi, je sais que tes journées sont compliquées », et pour la femme de se laisser à nouveau aller entre ses mains.

HE conseillée

- lavande.

Si vous n'allaitez pas, d'autres huiles essentielles plus antalgiques peuvent être utilisées (gaulthérie, eucalyptus citronné, romarin à camphre), mais demandez conseil à votre pharmacien spécialisé en aromathérapie.

Attention !

Pas de massage complet si vous allaitez !

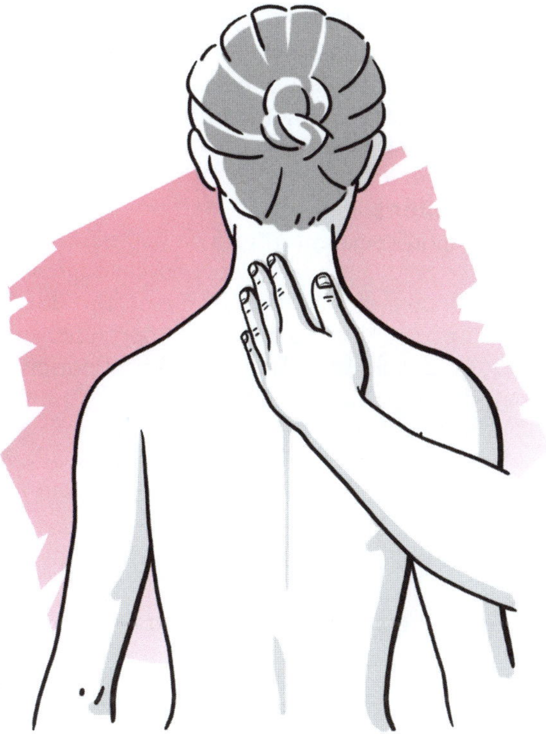

Pétrissez les cervicales

Mal à l'estomac

Le conseil du kiné

On peut avoir mal à l'estomac sans forcément souffrir de digestion lente (voir p. 60), mais l'un n'exclut pas l'autre. Les zones douloureuses étant cependant différentes, les massages et soins à prodiguer le sont aussi ! Commencez par effectuer de larges cercles sur la région de l'estomac pour la « détendre », puis stimulez les points réflexes afin de diminuer l'acidité, responsable parfois de reflux gastro-œsophagiens et les douleurs.

HE conseillées

- menthe, marjolaine.

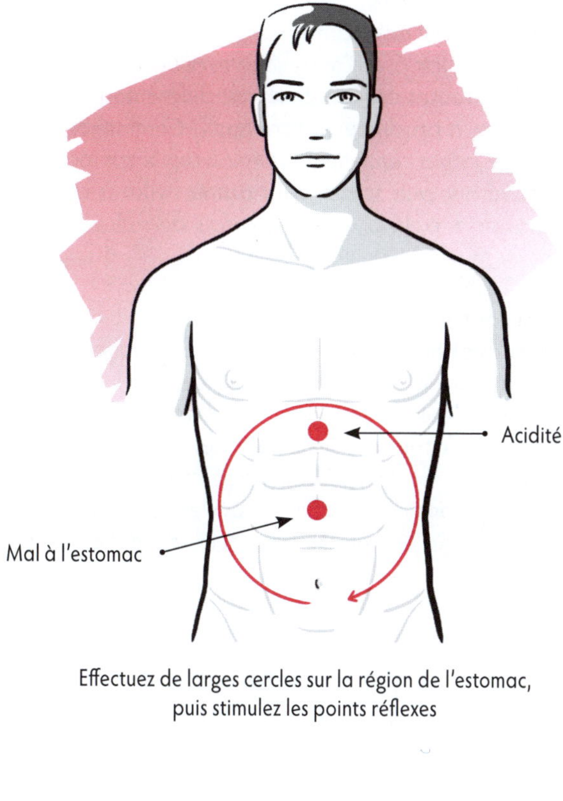

Effectuez de larges cercles sur la région de l'estomac, puis stimulez les points réflexes

SANTÉ

Mal de tête, migraine

Le conseil du kiné

Appliquez vos huiles essentielles antalgiques aux points stratégiques indiqués sur notre dessin. Avec un roller, c'est encore plus pratique : la bille roule précisément sur le point indiqué, que vous pouvez en profiter pour masser, presser, avec de petits mouvements circulaires. Si vos maux de tête sont liés au cycle menstruel, reportez-vous à « Règles douloureuses », p. 100.

Remarque

Les maux de tête surviennent parfois lorsque l'on est resté crispé pendant des heures dans une même position, par exemple à taper sur le clavier de l'ordinateur. Pour prévenir le problème, il suffit de se lever à intervalles réguliers et étirer toute cette zone en tirant le cou doucement dans tous les sens, et en pétrissant la zone des trapèzes (voir le massage « Torticolis », p 114) ou encore en posant les mains sur les épaules pour dessiner des petits cercles, très lents, qui dénouent les muscles du haut du dos.

HE conseillée

- menthe.

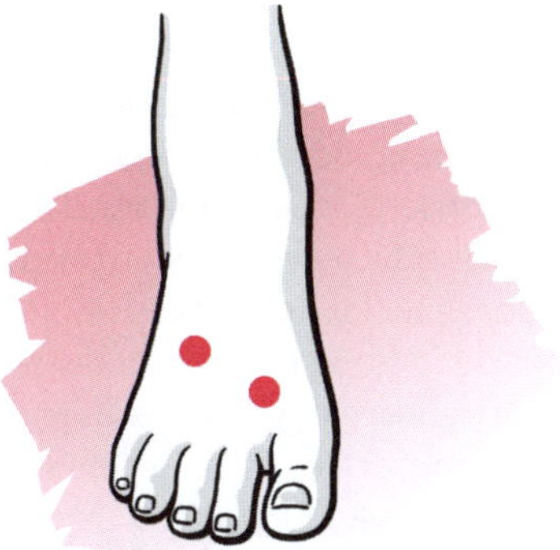

Migraine due à la fatigue accompagnée de nausées :
points réflexes du pied

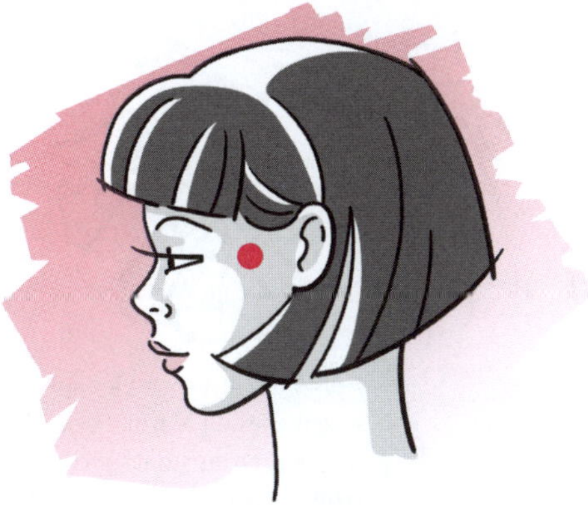

Migraine digestive :
massez et pressez les tempes avec de petits mouvements circulaires

SANTÉ

Mal des transports

Le conseil du kiné

Les nausées et le mal-être peuvent être fortement atténués grâce aux massages aromatiques, particulièrement apaisants pour les enfants, mais tout aussi efficaces pour les grands. La solution la plus pratique est d'utiliser un roller aux huiles essentielles (voir « Acheter un produit tout prêt », p. 36) : appliquez-le sur les points précis indiqués, et recommencez autant de fois que nécessaire durant le voyage. N'oubliez pas de respecter également les grands principes « anti-mal des transports », comme de ne jamais partir pour un long trajet le ventre vide, ou déjà fatigué, de ne pas fumer dans la voiture, de vous arrêter régulièrement pour faire quelques pas et prendre l'air. Bonnes vacances !

HE conseillées

- gingembre, menthe, estragon.

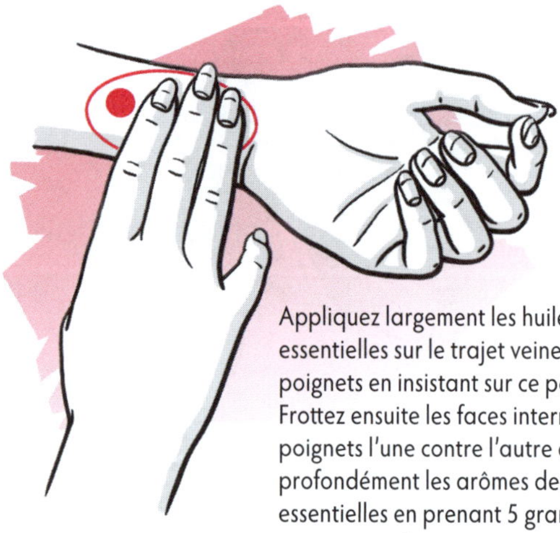

Appliquez largement les huiles essentielles sur le trajet veineux des poignets en insistant sur ce point précis. Frottez ensuite les faces internes de poignets l'une contre l'autre et respirez profondément les arômes des huiles essentielles en prenant 5 grandes inspirations. Recommencez aussi souvent que nécessaire.

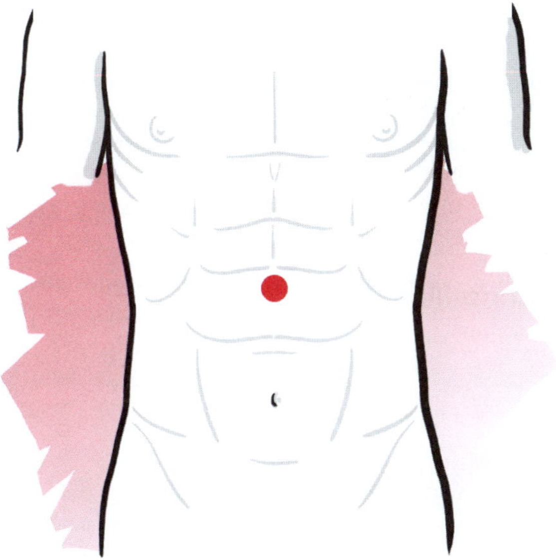

Appliquez le roller sur ce point précis,
autant de fois que nécessaire pendant le voyage

Règles douloureuses

Les règles douloureuses sont certes liées au chamboulement hormonal du cycle, mais s'aggravent en période de fatigue ou de stress. Appliquez doucement votre huile de massage aromatique sur les zones qui « tirent », généralement le bas-ventre et le bas du dos, mais stimulez aussi les points antidouleur : sur le ventre comme au-dessus de la cheville, autant de fois que nécessaire dans la journée, pendant au moins 3 minutes.

HE conseillée

- estragon.

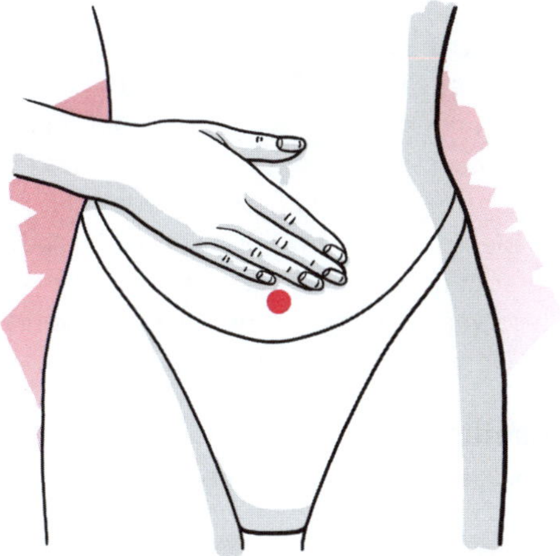

Appliquez doucement votre huile sur le bas-ventre et le bas du dos puis stimulez les points antidouleur du ventre et de la cheville

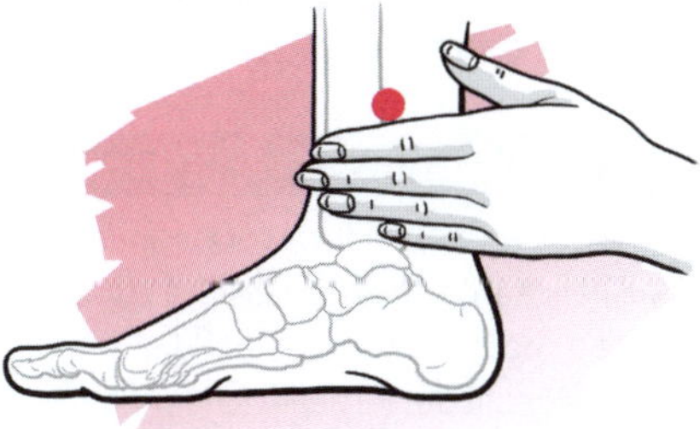

SANTÉ

Respiration bébé/enfant (bronchite, début de bronchiolite)

Le conseil du kiné

Les parents peuvent faire de très petites percussions le long des poumons de leur enfant pour faciliter le décollement des mucosités. Puis enchaîner par des massages aromatiques très doux, toujours au niveau des poumons, les mains bien à plat et enveloppantes. Mais ces simples massages sont une bonne préparation à la kiné respiratoire (à réserver au kinésithérapeute spécialisé), et parfois même, peuvent suffire pour libérer les voies encombrées !

HE conseillées

- ravintsara, eucalyptus radié, lavande aspic.

Attention aux baumes respiratoires pour adultes

Souvent, ils ne conviennent pas aux enfants de moins de 3 ans, voire à ceux de moins de 7 ans pour les formules renfermant des terpènes (voir ci-après).

Pas de camphre pour les enfants !

En raison des risques potentiels de convulsions ou d'épilepsie, l'Afssaps – Agence française de sécurité sanitaire des produits de santé – recommande d'éviter l'utilisation des huiles essentielles renfermant des terpènes (camphre, menthol, eucalyptol) chez les enfants de 0 à 30 mois. De 30 mois à 7 ans, ces mêmes dérivés terpéniques ne posent théoriquement aucun problème, mais doivent cependant être utilisés avec prudence. Le cas échéant, les fabricants doivent préciser sur l'étiquette, « attention, contient du camphre, menthol », etc.

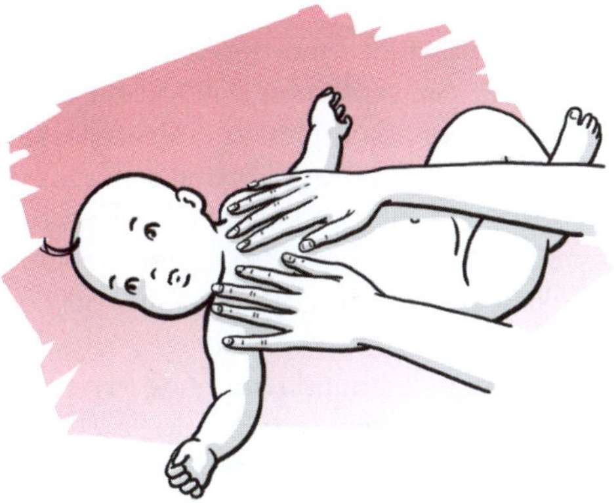

Massez doucement au niveau des poumons,
les mains bien à plat et enveloppantes

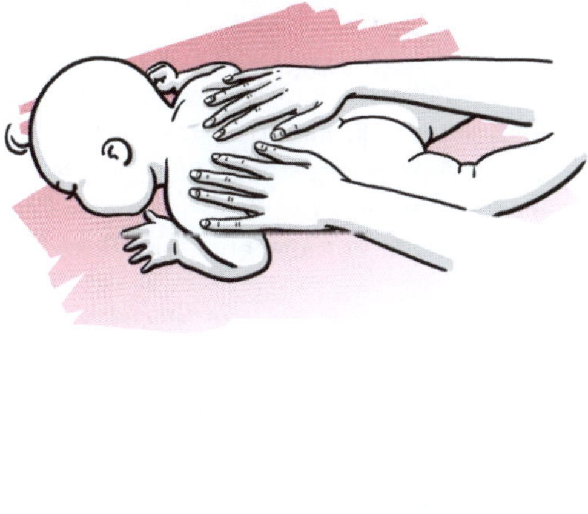

SANTÉ

Rhume (grippe, toux, fièvre, bronchite…)

Le conseil du kiné

Les huiles essentielles soignent remarquablement bien les troubles respiratoires. Antiseptiques, antidouleur et renfermant de véritables « antibiotiques naturels », elles sont tout spécialement efficaces en application sur les voies respiratoires. Elles pénètrent rapidement dans la circulation sanguine pour atteindre l'organe à traiter (poumons, gorge…), et en plus leurs effluves sont eux-mêmes puissamment antiseptiques.
Le massage aromatique du haut du dos et de la poitrine, tant chez l'adulte et l'enfant que chez le bébé, est un passage « obligé ». Mais n'hésitez pas à stimuler également les points réflexes adéquats, en fonction de votre situation.

HE conseillées

- eucalyptus radié, cèdre, pin, niaouli, ravintsara, clou de girofle.

Pensez aux huiles essentielles « de la respiration » lorsque le climat se refroidit, mais aussi tout simplement en cas de nez qui coule, rhume, irritation de la gorge, larmoiements, ou encore de trouble avéré : extinction de voix, bronchite, grippe, laryngite, enrouement, toux…

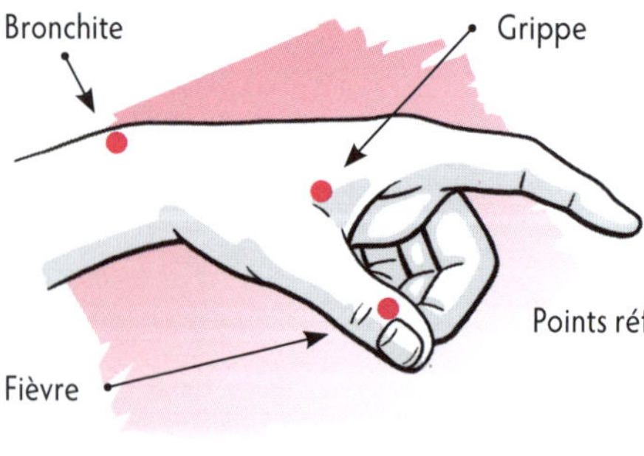

Points réflexes de la main

Points réflexes
de la nuque et du dos

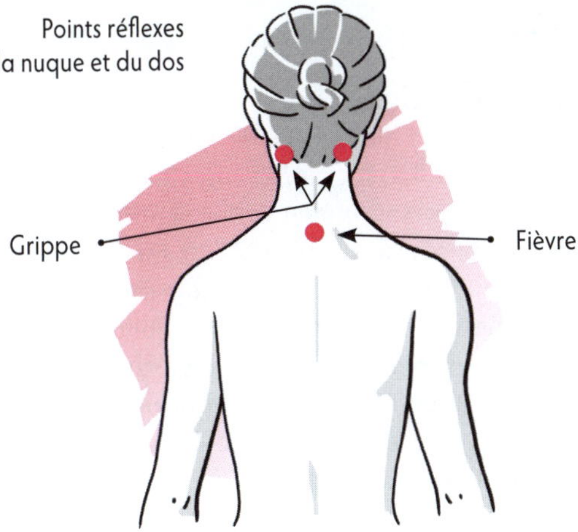

Points réflexes
de la poitrine

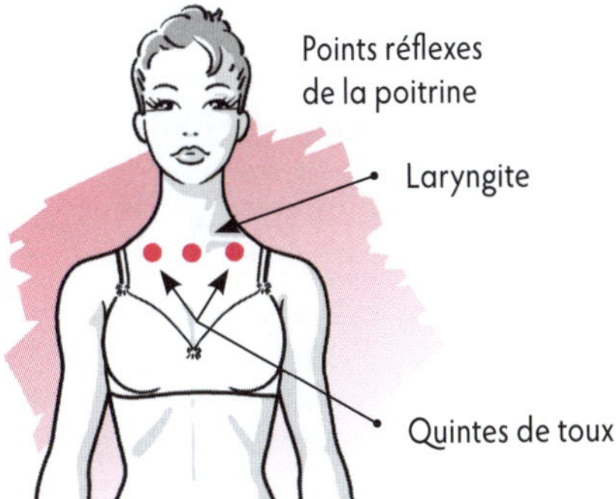

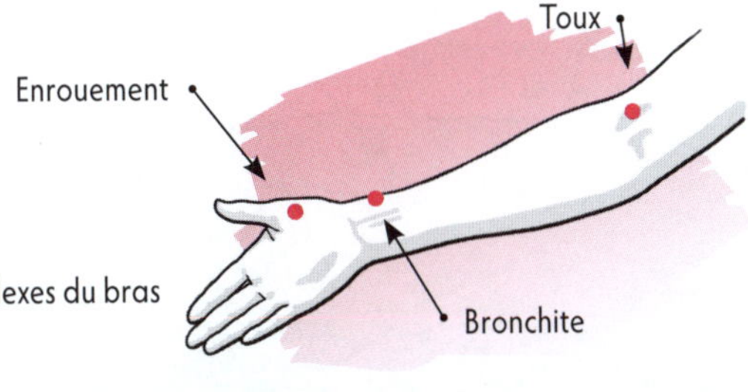

Points réflexes du bras

SANTÉ

Sciatique

Le conseil du kiné

N'ayez pas peur d'aller chercher les points douloureux, en général ils sont là : sacrum et moyen fessier (voir notre dessin). Massez-les doucement, en imprimant sur place des petits mouvements de rotation. C'est forcément un peu douloureux, mais pas trop. Ce massage prolongé permet de faire pénétrer profondément les huiles essentielles antalgiques. Recommencez 3 à 5 fois par jour, pendant 2 minutes à chaque massage aromatique.

HE conseillées

- gaulthérie, laurier noble.

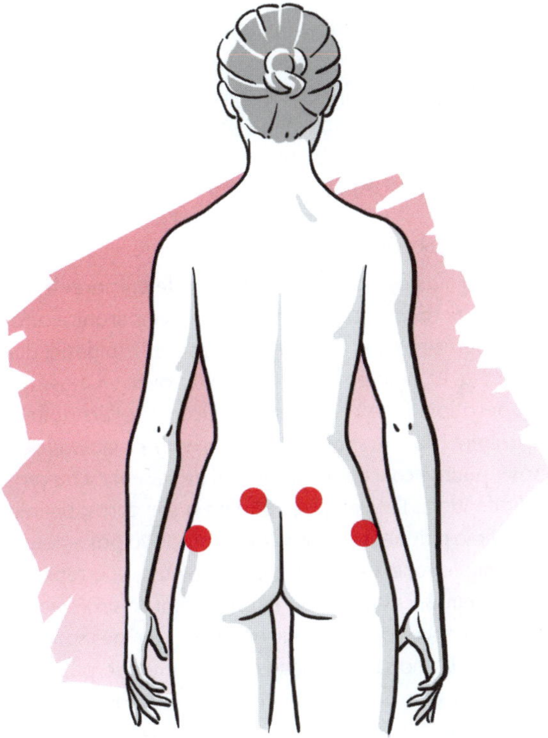

Massez les points de tension douloureux
en imprimant des petits mouvements de rotation,
3 à 5 fois par jour pendant 2 minutes

Sport (échauffement)

Le conseil du kiné

Allongez-vous sur le dos, installez quelque chose (coussin…) sous vos genoux, pour soulager la région lombaire. Faites des frictions et pressions glissées très rapides, avec ballottements du muscle, que vous empaumez pour le « réveiller ». Commencez toujours par les jambes pour remonter vers le cœur, afin de stimuler aussi la circulation.

Remarque

Le but du massage d'échauffement est de préparer le muscle à l'effort, notamment en augmentant la température cutanée. Très superficiel, avec des mouvements très rapides, il dure à peine 5 à 10 minutes et n'a rien à voir avec un massage de récupération. Il ne remplace en aucun cas l'échauffement musculaire ! Pour le sportif de haut niveau, ce massage est un « sas » pour se concentrer, un moyen de se sentir « au centre » de l'attention : l'athlète, très attentif à son corps, signale au masseur la plus petite gêne, le « truc qui ne va pas » pour qu'il insiste sur la zone. Ce réveil musculaire dure, je le répète, très peu de temps. Les amateurs le pratiquent très rarement – et c'est dommage car cela pourrait éviter bien des souffrances musculaires – mais tout dépend du sport. En boxe, par exemple, l'entraîneur le prodigue souvent lui-même à son boxeur.

HE conseillées

- gaulthérie, romarin à camphre, eucalyptus citronné.

HV conseillée

- arnica.

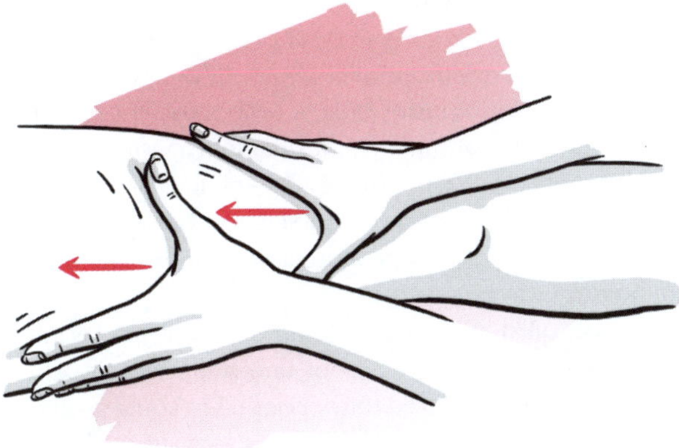

Faites des frictions et pressions glissées très rapides
en remontant vers le cœur

Sport (récupération)

Le conseil du kiné

Faites des pressions glissées pour préparer le muscle à un massage qui sera ensuite plus profond (pétrissage, p. 39), toujours en empaumant bien tout le muscle. Le rythme, beaucoup plus lent qu'en échauffement, permet de bien drainer toutes les toxines et d'évacuer l'acide lactique, qui engorge les muscles et provoque les courbatures. C'est un peu comme un « drainage musculaire », mais ça s'appelle un massage de récupération.

Partez du pied, remontez le long des jambes. Terminez par un massage du pied pour une détente supplémentaire. Le retour veineux se faisant depuis la voûte plantaire, insister sur cette zone est indispensable pour faciliter l'élimination des toxines et permettre de se relâcher encore plus, même au niveau des trapèzes (le haut du dos). Un massage des pieds détend tout le corps ! Et pensez à boire beaucoup d'eau…

REMARQUE

Immédiatement après le sport, étirez-vous bien. Il s'agit d'étirements passifs exclusivement : on met en tension le muscle, et on tient 20 secondes. Aussi bien au niveau des jambes, des bras, que des doigts… Ensuite, à chaque sport son massage aromatique. Les marcheurs et les coureurs vont insister sur les mollets, les skieurs sur les jambes et le dos, les joueurs de tennis sur les bras et les mains, les cavaliers sur le bas du dos, etc.

HE conseillées

- gaulthérie, romarin à camphre, eucalyptus citronné, menthe poivrée, lavande.

HV conseillée

- arnica.

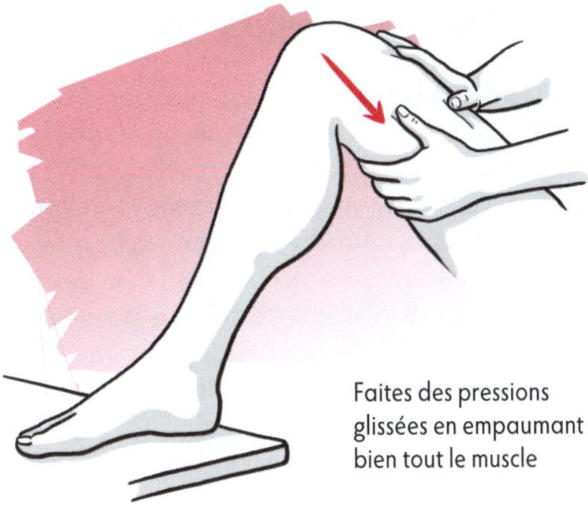

Faites des pressions glissées en empaumant bien tout le muscle

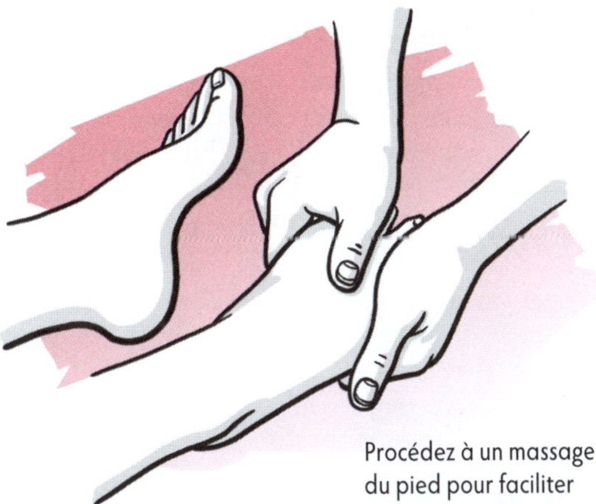

Procédez à un massage du pied pour faciliter l'élimination des toxines

SANTÉ

Tabac (arrêter de fumer)

Le conseil du kiné

Arrêter de fumer rend souvent nerveux, on ne vous apprend rien. Et stopper définitivement se révèle parfois très difficile, on ne vous apprend rien non plus. En revanche, ce qu'on peut vous apprendre, c'est ce point réflexe vraiment utile pour tous ceux qui cherchent à se débarrasser d'une addiction, quelle qu'elle soit. Le point « intoxication » (c'est son nom, et il peut également être pressé en cas de consommation d'alcool ou de toute autre drogue), situé à la distance équivalente à celle de la mesure de 2 doigts horizontaux au-dessus du haut de l'oreille, doit être fortement pressé pendant 3 minutes, voire plus, au moment où on a envie d'en « griller une »... ou de boire un verre de trop.

Par ailleurs, rien ne vous empêche de recourir aussi au massage antistress p. 130, plus complet, ne serait-ce que pour vous récompenser après une journée « sans ».

HE conseillée

- marjolaine.

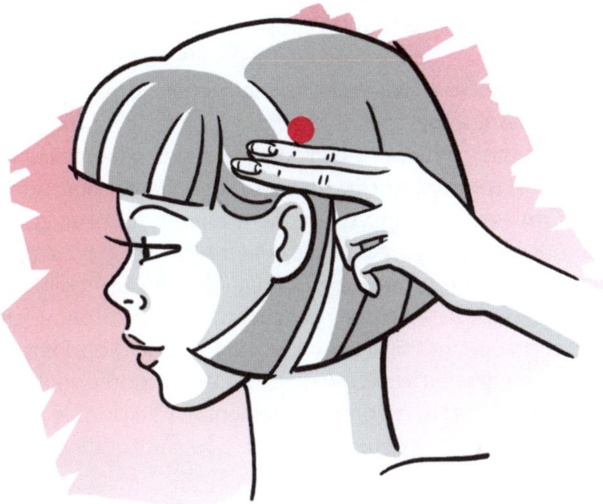

Point réflexe « intoxication » situé à 2 doigts au-dessus de l'oreille

SANTÉ

Torticolis

Le conseil du kiné

Le torticolis, c'est à tous les coups une contracture du trapèze. Comme ce muscle est très puissant, ça fait très mal ! Le but : arriver à détendre la contracture, provoquée à l'origine par le blocage vertébral.

Asseyez-vous. À deux, c'est mieux : votre masseur empaume la partie supérieure des trapèzes, comme du bon pain, mais tout doux. Il agit avec une extrême douceur, pour surtout ne pas aggraver la douleur ! Certes le massage peut faire un tout petit peu mal, mais le massé doit ressentir en même temps une sensation agréable. Même en automassage, pétrir la zone fera toujours du bien. Pensez à bien mettre le trapèze « bloqué » en tension avant de pétrir, c'est-à-dire à étirer doucement la tête dans le sens inverse de la contracture (à droite si la contracture est à gauche, par exemple).

Dans la journée, si vous avez encore mal, stimulez régulièrement et pendant 2 à 3 minutes le point réflexe indiqué, sur le plat de la main.

ATTENTION !

N'essayez pas les manœuvres de déblocage brutales, seuls les professionnels sont habilités à les employer. Vous pouvez vous faire très mal !

HE conseillées

- gaulthérie, laurier noble.

HV conseillée

- arnica.

SANTÉ

L'ASTUCE EN PLUS

Faites précéder ce massage ou automassage aromatique par le passage de la région à la chaleur, par exemple un coup de séchoir à cheveux, une poche de chaud, un cataplasme ou un oreiller de noyaux de cerises chauffé. Et ne sortez pas de chez vous sans foulard : la chaleur vous apaisera.

Pétrissez doucement la partie supérieure des trapèzes

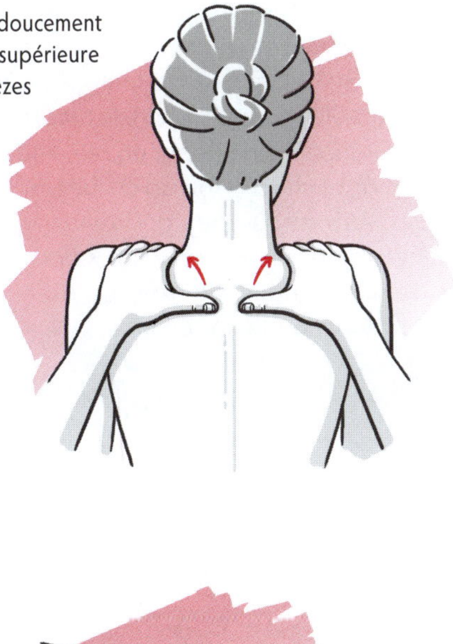

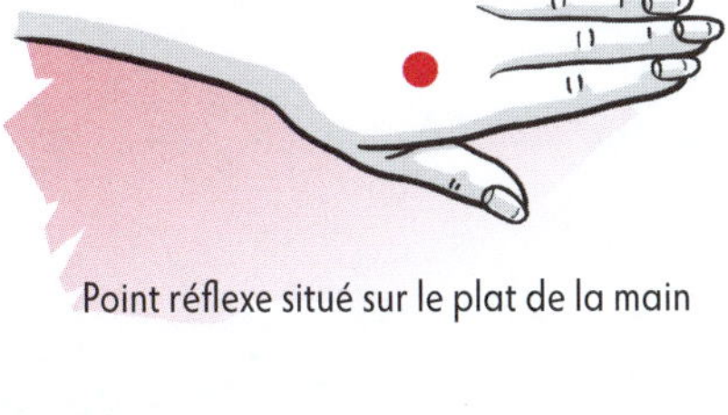

Point réflexe situé sur le plat de la main

SANTÉ

Transpiration excessive

Le conseil du kiné

Souvent, la transpiration excessive est liée à un stress, chronique ou aigu, que le corps cherche à évacuer sous cette forme finalement très saine… « ça me fait suer ! ». Ou comment faire évaporer le stress ! Mais transpirer abondamment peut également venir d'un déséquilibre hormonal (bouffées de chaleur à la ménopause, problèmes de thyroïde…). Dans un cas comme dans l'autre, et parce qu'il n'est jamais agréable de trop transpirer (mains et pieds moites, auréoles sous les bras), les massages aromatiques ont leur mot à dire. Ils ont un réel impact sur le système hormonal, et chacun sait qu'un massage détend profondément. Mais ce que peu de personnes connaissent, ce sont ces points réflexes, bien utiles pour calmer la production de nos glandes sudoripares, autrement dit, nos usines de fabrication de la sueur !

HE conseillée

- cyprès.

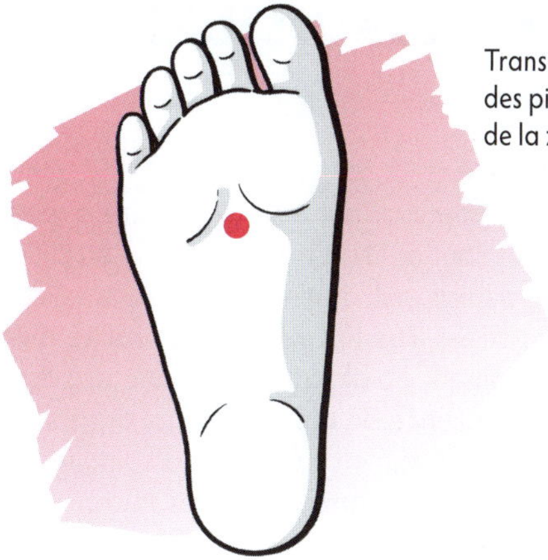

Transpiration excessive des pieds : point réflexe de la zone plantaire

Transpiration excessive des mains : point réflexe situé dans le creux du coude

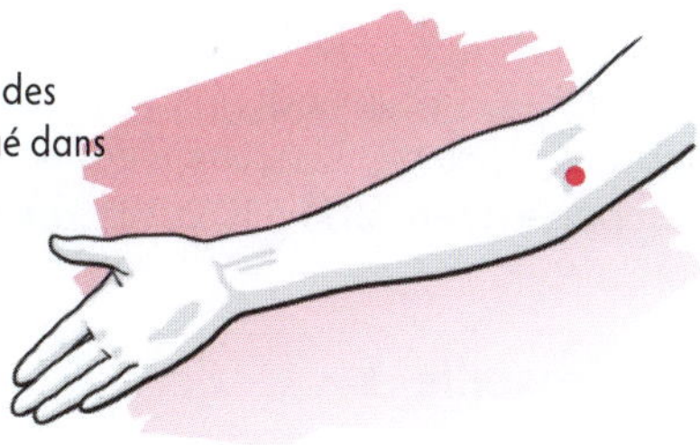

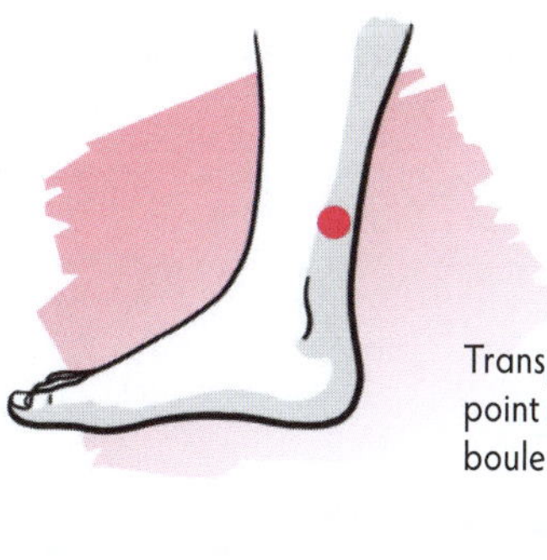

Transpiration excessive générale : point réflexe situé au-dessus de la boule de la cheville

BIEN-ÊTRE

Aphrodisiaque 1/Libido (troubles)

Le conseil du kiné

Parfois, indépendamment d'une bonne entente avec le partenaire, on peut souffrir d'un trouble sexuel ou d'une baisse passagère de libido. L'origine est souvent psychologique – fatigue, stress, ras-le-bol, indisponibilité mentale – mais pas seulement. Le blocage peut s'inscrire dans le corps, même en l'absence de tout problème organique (à vérifier avec votre médecin). Essayez de stimuler ces points, de façon douce mais ferme, 3 minutes, chaque jour.

Le point de la cheville et les deux points du ventre stimulent la libido chez madame, le point du ventre traite l'impuissance et celui au-dessus de la cheville, l'éjaculation précoce. Soyez patient : ces points ne sont pas des boutons magiques ! Les stimuler une fois est insuffisant, il faut persévérer parfois 10 à 20 jours avant d'obtenir une amélioration.

HE conseillées

- ylang-ylang, gingembre.

Rappel

Pas d'huiles essentielles sur les muqueuses génitales !

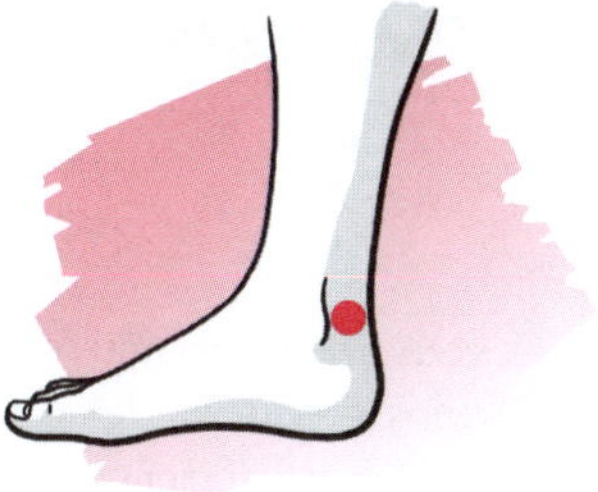

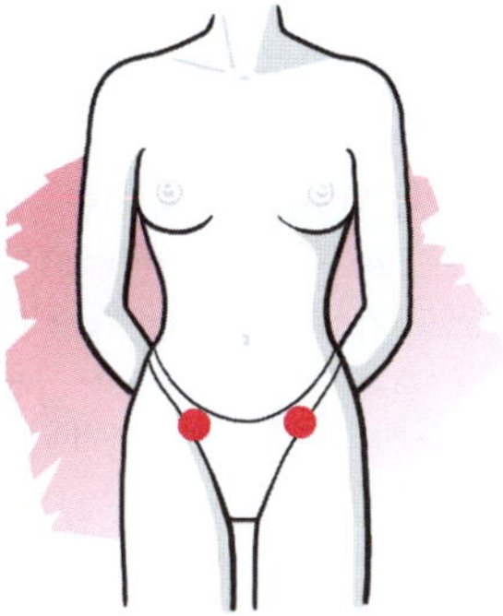

Pour stimuler la libido chez la femme : points réflexes de la cheville et du ventre

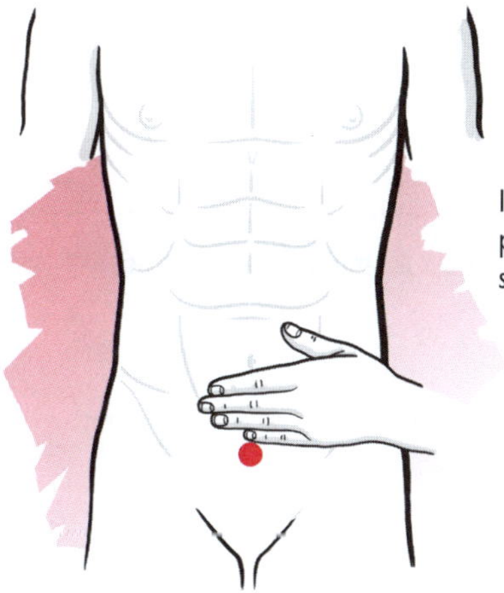

Impuissance : point réflexe situé sur le ventre

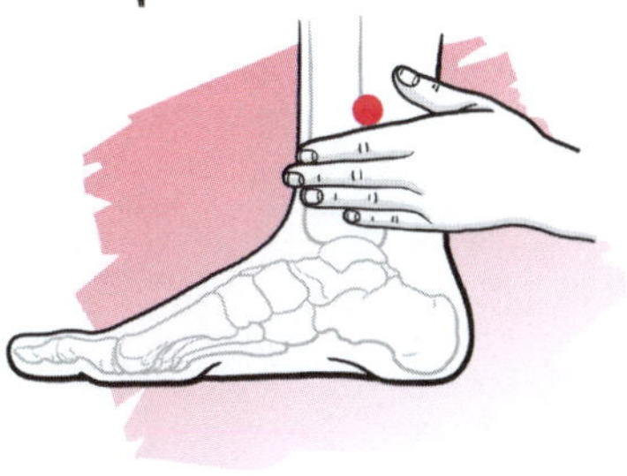

Éjaculation précoce : point réflexe situé au-dessus de la cheville

BIEN-ÊTRE

Aphrodisiaque 2/Massage du couple

Le conseil du kiné

Si vous êtes un peu tendus, stressés, vous pouvez commencer par un petit massage de détente, dans le haut du dos par exemple. Le but de ce « jeu de couple » est de recréer le contact, la confiance, de se sentir bien : c'est une aventure à deux. Mettez-vous au diapason sans chercher à imposer une technique particulière : nous parlons d'une alchimie, pas d'une recette de cuisine. Mais sachez en revanche stimuler en toute douceur et sensualité les points stratégiques ! Globalement, voici la carte du tendre…

HE conseillées

- ylang-ylang, gingembre.

RAPPEL

Pas d'huiles essentielles sur les muqueuses génitales !

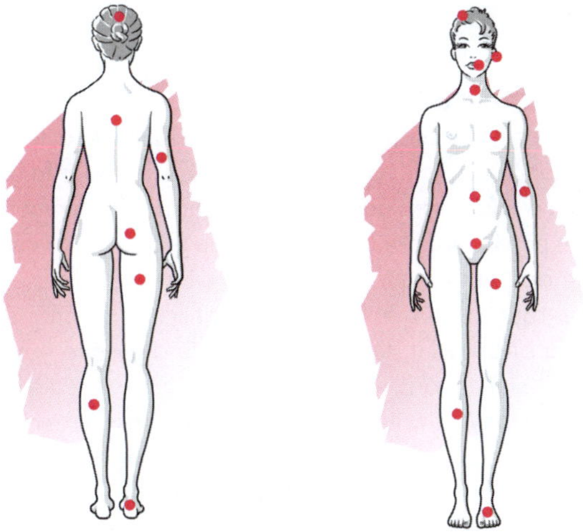

Intéressez-vous aux points stratégiques

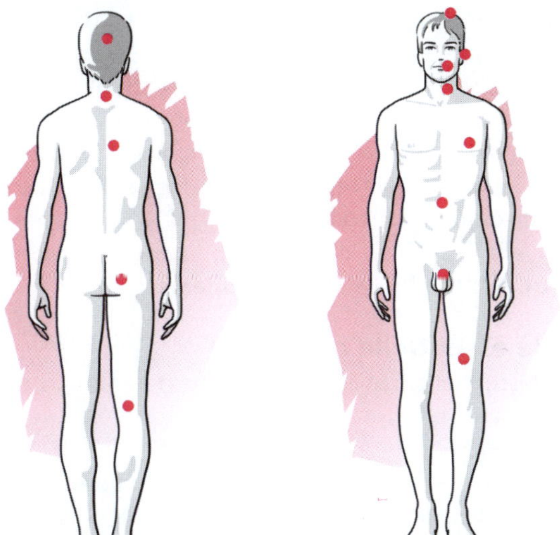

Bébé (massage complet)

Le conseil du kiné

Choisissez un moment propice dans la journée, à 1 heure de distance au moins des repas du bébé. Installez le bébé nu face à vous (dans une pièce bien chaude). Commencez par les pieds, puis remontez le long du corps pour terminer par le dos. Les mouvements doivent être très doux, mais fermes tout de même. Gardez le contact en permanence avec sa peau pour ne pas « briser » le dialogue non verbal entre lui et vous.

- *Pour les jambes,* faites des mouvements circulaires autour de ses jambes, dessinez des cercles autour des articulations. Étirez très doucement chaque orteil.
- *Sur le ventre,* tracez une grande horloge et dessinez les mouvements de l'aiguille qui tourne.
- *Sur la poitrine,* partez du milieu pour « chasser » la peau vers l'extérieur, et redescendez vers le ventre, les mains de chaque côté du corps.
- *Enserrez les bras* entre vos mains et tournez en faisant des mouvements circulaires, comme pour « visser » les membres sur le tronc. Étirez aussi largement ses bras (très doucement !), puis repliez-les au-dessus de son corps, comme pour l'emmailloter.
- *Sur le dos,* dessinez de larges « 8 » avec la main bien à plat. Massez doucement les trapèzes.

Huile essentielle conseillée

- Puressentiel baume « bébé dodo détente » à partir de 3 mois.

Avant 3 mois, massez bébé sans huiles essentielles (à mains nues ou avec de l'huile végétale d'amande douce).

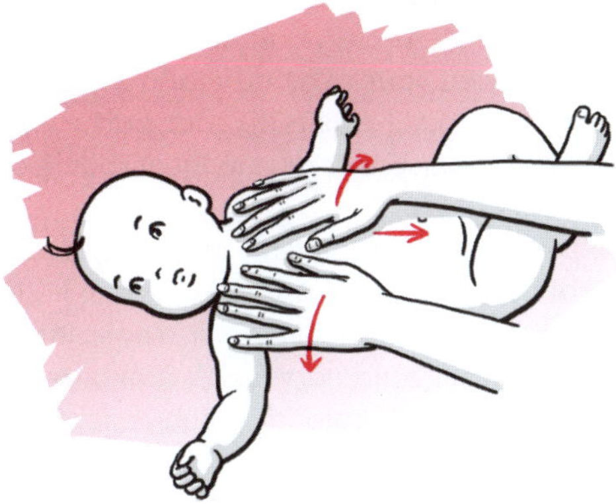

Sur la poitrine, partez du milieu pour chasser la peau vers l'extérieur puis redescendez vers le ventre, les mains de chaque côté du corps

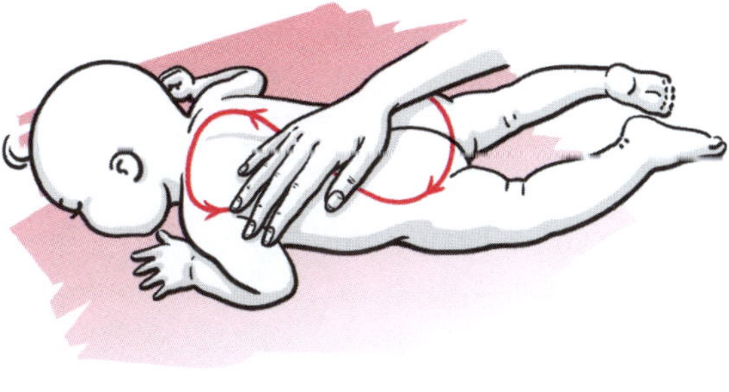

Dessinez de larges 8 avec la main bien à plat

Coupe-faim

Le conseil du kiné

Si malgré une hygiène de vie équilibrée et une alimentation appropriée vous avez du mal à maîtriser votre appétit, stimulez ces 2 points. Ils sont particulièrement efficaces chez les personnes qui mangent sous le coup de la colère ou du stress.

Celui du pied touche quasiment l'ongle de l'orteil. Visez bien ! Quant au point au-dessus du coude, n'hésitez pas à le malaxer au cours de la journée, si la nourriture tourne à l'idée fixe et vous rend nerveux. À connaître pour les situations « d'urgence », quand on suit un régime et que la frustration guette !

HE conseillées

- citron, mandarine.

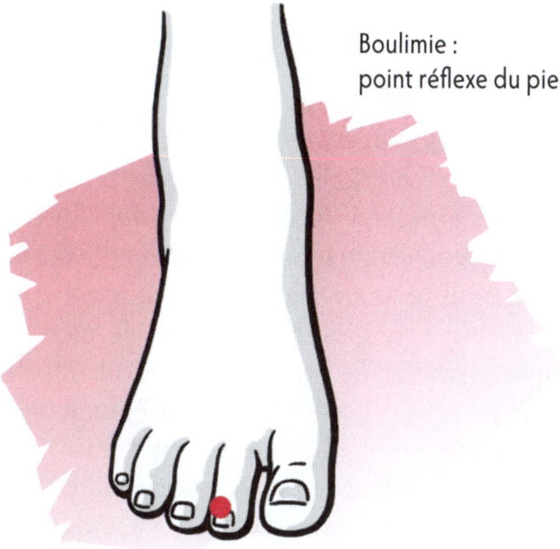

Boulimie :
point réflexe du pied

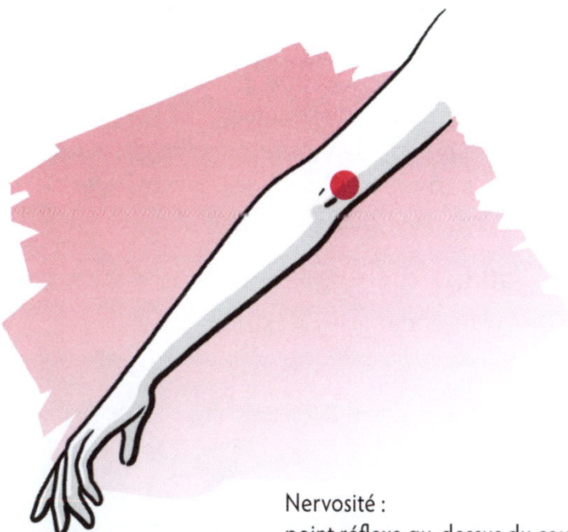

Nervosité :
point réflexe au-dessus du coude

Déprime

Le conseil du kiné

Rien de tel qu'un bon massage complet prodigué par un professionnel pour chasser les idées noires et retrouver le moral, au moins temporairement. Voilà pour l'idéal. Mais un massage du dos, ou au moins des épaules, est souvent déjà suffisant pour se sentir mieux. C'est bien connu, quand on déprime, on porte globalement tout le malheur du monde sur ses épaules. Débarrassez-vous au moins de ce poids-là ! Un proche, amateur mais bienveillant, peut très bien s'en acquitter : malgré une technique parfois imparfaite, le contact est apaisant et euphorisant. En effet, la peau est une sorte de « cerveau déployé », dont les cellules ultraréactives déclenchent, sous l'effet des massages, la fabrication de substances euphorisantes, apaisantes, favorisant la joie de vivre.

Au quotidien, il peut être difficile de trouver une âme charitable et patiente, qui dispose de suffisamment de temps pour s'occuper de notre pauvre petit dos meurtri. Et comme on n'est jamais mieux servi que par soi-même, stimulez au moins chaque jour, matin et soir, pendant 3 minutes, ce point situé au centre de vous-même.

Reportez-vous aux massages « Stress », « Fatigue », « Main », « Visage », « Cuir chevelu » de ce livre : les massages de chacune de ces zones sont antidéprime.

HE conseillées

- lavande vraie, camomille.

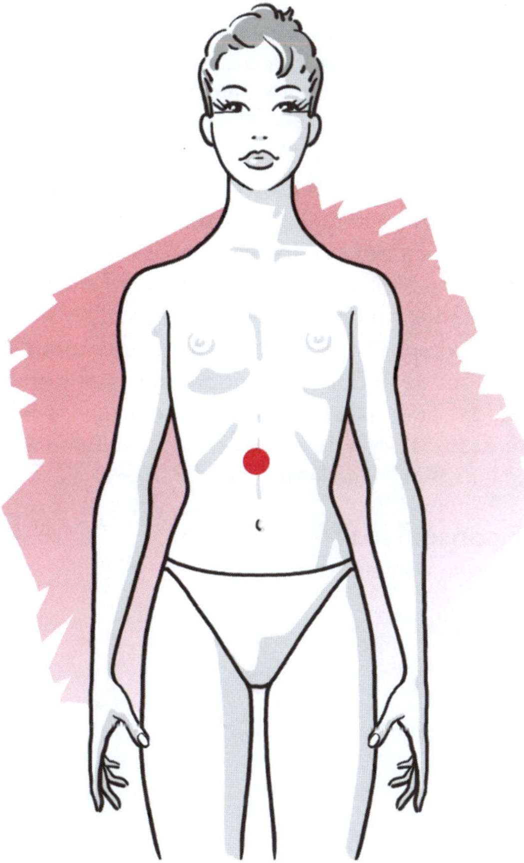

Stimulez chaque jour, matin et soir, pendant
3 minutes ce point situé au centre de vous-même

Massage tonifiant/le matin

Le conseil du kiné

Faites des percussions le long des jambes, puis terminez par une friction ferme des cuisses et des mollets, exactement comme pour préparer un sportif de haut niveau. Les percussions dynamisent le muscle sans l'agresser, ce sont des tapotements bruyants, la main en « coupe » fait un appel d'air, d'où le son. C'est une très bonne préparation à l'effort aussi. Attention, ce ne sont pas des coups, mais des petites « tapes » douces rapprochées et très rythmées. Si vous êtes seul, c'est un peu difficile en automassage, donc tournez-vous plutôt vers les frictions des zones accessibles du corps, notamment les bras et les jambes, le matin, en sortant de la douche, pendant quelques dizaines de secondes. Si vous disposez de très peu de temps, focalisez sur les jambes, afin de « réveiller » la circulation sanguine en même temps que les muscles.

HE conseillées

- romarin, gingembre, ravintsara.

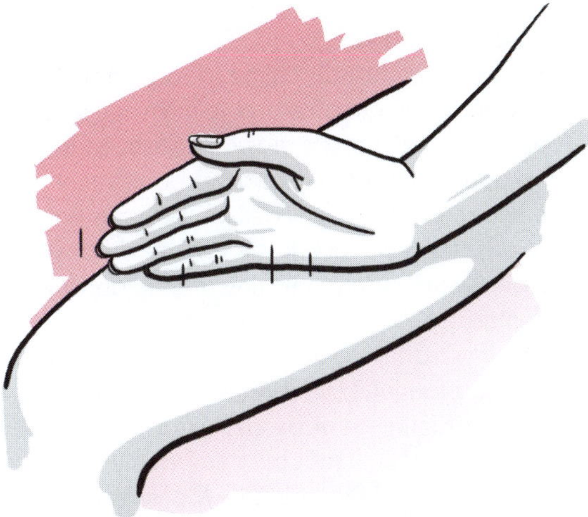

Faites des percussions tout le long des jambes

BIEN-ÊTRE

Massage relaxant/le soir (antistress)

Le conseil du kiné

Le soir venu, on aspire au calme, à la tranquillité, à la douceur. Contrairement au matin, le massage n'est pas à base de percussions, mais de pressions glissées. On cherche les points douloureux pour les masser doucement jusqu'à les faire céder. Les massages des jambes, des pieds, des mains et des trapèzes (partie supérieure du dos) font le plus de bien, car les tensions musculaires de la journée s'y concentrent.

Massez-les, ces trapèzes, souvent contractés sous l'effet du stress ou de la fatigue ! Une bonne âme sera nécessaire pour vous prodiguer ce massage, car il est essentiel de se relaxer totalement. Il faut bien empaumer les muscles et remonter le long de la colonne. Malaxez doucement. À aucun moment le massage ne doit être douloureux. Si vous disposez d'un peu de temps, réclamez un massage complet du dos, puis enchaînez sur les jambes, les pieds et terminez par les mains.

Nerveux, agressif, sans vraiment savoir pourquoi ? Stimulez pendant quelques minutes le point du dessus du pied indiqué sur notre dessin. Paix de l'âme et de l'esprit !

HE conseillées

- lavande, néroli, camomille.

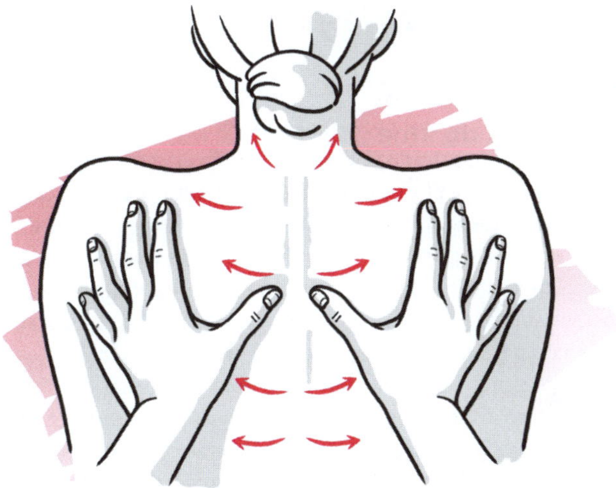

Effectuez doucement des pressions glissées sur les points douloureux jusqu'à les faire céder

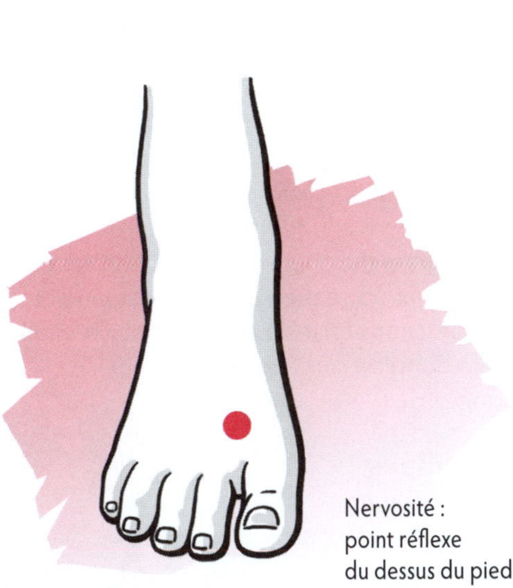

Nervosité : point réflexe du dessus du pied

BIEN-ÊTRE

Pieds fatigués

Le conseil du kiné

Les pieds nous portent et nous supportent toute la journée, nous mènent partout où on le désire, bref, sans eux nous n'irions pas loin. Et en remerciement, nous les engonçons dans des chaussures trop petites, trop dures, trop hautes, trop plates, trop molles, les empêchons de respirer dans des chaussettes ou des bas en matière synthétique, ou leur faisons subir mille autres tourments. Alors parfois, le soir, ils se plaignent. Un massage de pied peut vous remettre en forme pour toute une soirée, ou vous détendre incroyablement profondément tant les terminaisons nerveuses et les muscles s'y bousculent. S'occuper de ses pieds relaxe tout en redonnant de l'énergie… et surtout cela fait un bien fou !

Assis, un pied sur la cuisse opposée, tenez le dessus de votre pied dans une main, et dessinez avec le pouce opposé une ligne imaginaire au milieu de la voûte, en partant du talon pour monter vers les orteils. Appuyez bien. Dirigez ensuite cette ligne vers chacun des orteils.
Puis, posez votre poing fermé sous le pied et faites le rouler, en appuyant bien, du talon vers les orteils, pour tracer des lignes sous la voûte plantaire.
Pétrissez et étirez chaque orteil lentement, complètement.
Comprimez enfin votre pied entre vos deux mains, en imprimant des pressions fortes à chaque compression, encore et toujours du talon aux orteils.
Puis changez de pied !

HE conseillées

- lavande, menthe.

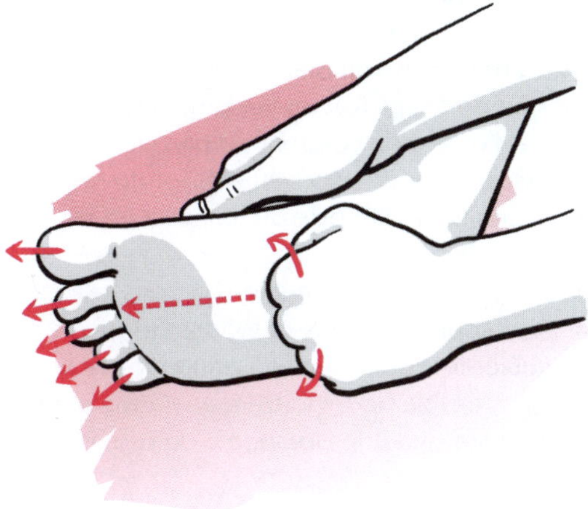

Faites rouler votre poing fermé sur la voûte plantaire, du talon vers les orteils

Relaxation express

Le conseil du kiné

Stimulez les points « détente express » en les massant avec votre roller aux huiles essentielles (voir « Acheter un produit tout prêt », p. 36) : les tempes, la face interne des poignets et l'artère du cou sont les plus accessibles et les plus efficaces. Faites des mouvements rotatoires, très doux, en passant lentement la bille du roller sur les zones citées.

Si vous êtes au bureau, en réunion ou dans les transports, et que vous souhaitez vous détendre de façon plus discrète, stimulez le « point secret » antiangoisse pendant 3 à 5 minutes. Terrible pour maîtriser une anxiété qui monte, ou encore juste avant le passage d'un examen qui vous tétanise !
Si vous avez en plus une sensation de « boule dans la gorge », vous pouvez ajouter la stimulation du point dans le creux juste au-dessus du sternum.

HE conseillées

- lavande, néroli, camomille, marjolaine.

Pensez à respirer à fond, calmement, pendant plusieurs cycles respiratoires, la tête « enfermée » dans les poignets après y avoir appliqué les huiles essentielles. Inhalées, ces huiles essentielles apaisent profondément.

Remarque

Dans la journée, ne restez pas statique pendant trop longtemps, changez régulièrement de position. Dégagez la tête, baissez les épaules, respirez profondément... C'est fatigant et stressant pour le corps de rester immobile !

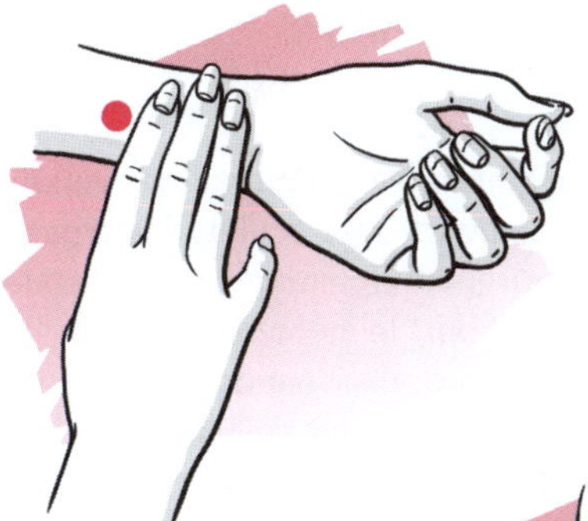

Antiangoisse :
point réflexe sur la face interne des poignets

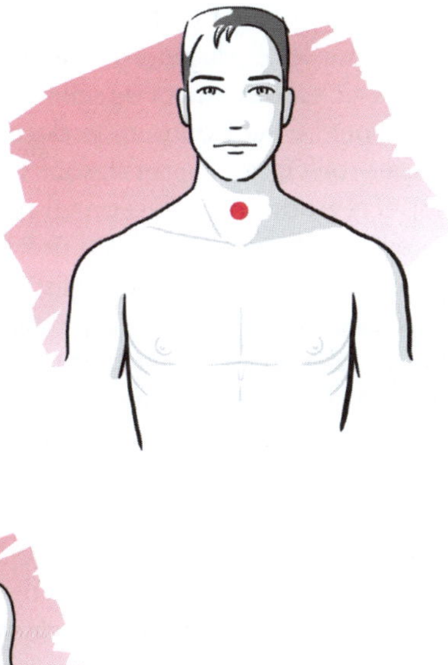

Boule dans la gorge :
point réflexe de l'artère du cou

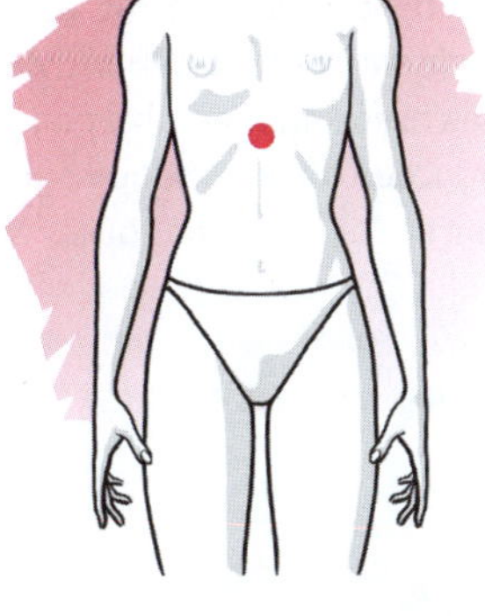

Apaisant :
point réflexe dans le creux juste au-dessus du sternum

Cellulite

Le conseil du kiné

La cellulite se concentre généralement autour des genoux, des cuisses ou des fesses, même si les mollets, les bras ou le ventre ne sont pas épargnés. Quelle que soit la région concernée, le geste est toujours le même : le rythme doit être lent et le pétrissage très doux. Un massage trop violent risque de casser les molécules de cellulite et de provoquer des petits bleus, d'enkyster le tout et de ne rien drainer. Or, le but du jeu, c'est de drainer ! La cellulite, pour résumer, c'est de l'eau et du sel « coincés », qu'il faut aider à éliminer ! C'est pourquoi je déconseille le traditionnel palper-rouler, trop agressif, sauf si la technique est bien respectée par un professionnel spécialisé. À la maison, faites simplement pénétrer le produit en procédant par gestes doux, entre la pression glissée et le pétrissage. Tous les soirs, c'est indispensable, plus tous les matins après la douche, c'est encore mieux ! Et tandis que vous passez et repassez sur les zones atteintes, profitez-en pour presser les points réflexes anticellulite, durant 3 minutes sur chaque point, 3 fois par semaine seulement.

REMARQUE

Le massage limite l'aggravation de la cellulite. Mais, aussi régulier et parfait soit-il, il est insuffisant pour s'en débarrasser totalement. Le sport d'endurance s'avère indispensable pour y parvenir, de même que boire beaucoup d'eau et adopter une hygiène de vie correcte, notamment une alimentation équilibrée.

HE conseillées

- citron, mandarine, pamplemousse, romarin.

HV conseillée

- jojoba.

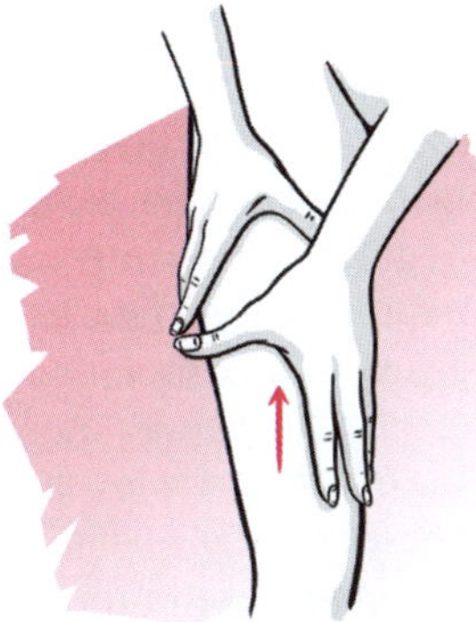

Faites pénétrer l'huile en procédant par gestes doux

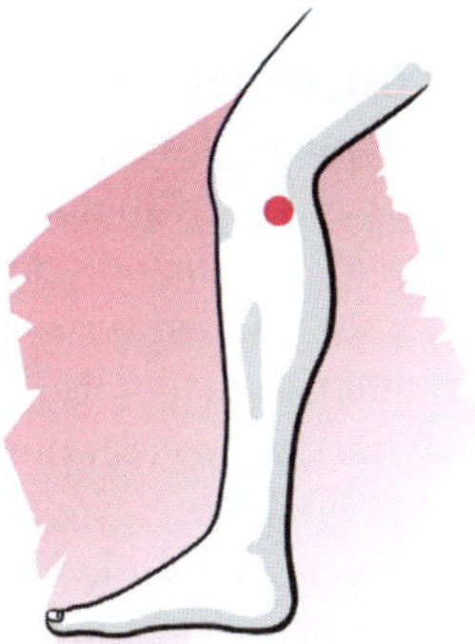

Cellulite face interne genoux : point réflexe du genou

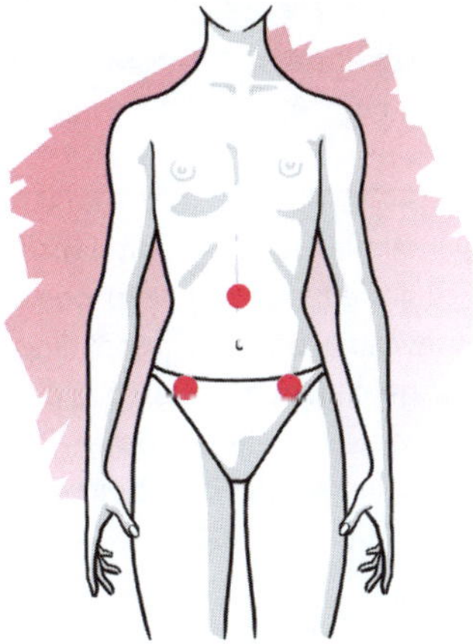

Cellulite ventre : points réflexes du ventre

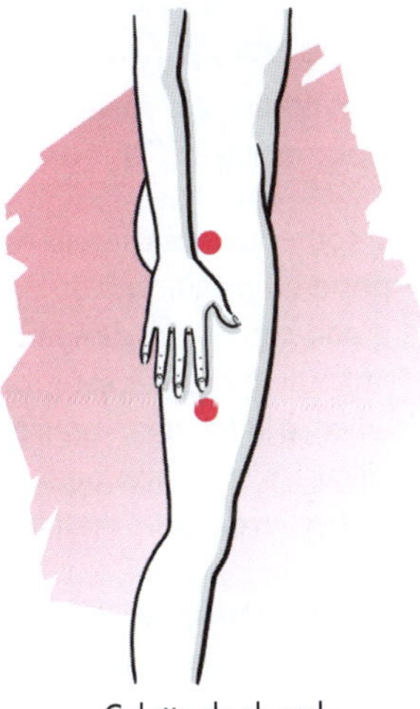

Culotte de cheval : points réflexes de la cuisse

BEAUTÉ

Cheveux/beauté et antichute

Le conseil du kiné

Avec la pulpe des doigts, décollez le cuir chevelu (la peau du crâne). Cette stimulation oxygène le cuir chevelu et facilite la pénétration des huiles végétales et essentielles revitalisantes. Ces huiles sont la nourriture des cheveux : elles leur apportent tant de nutriments indispensables !
En dehors de ce soin purement local, vous pouvez aussi presser quelques points réflexes aptes à embellir les cheveux. Celui situé sur le crâne, à la distance équivalente à celle de la mesure de 3 doigts horizontaux de la racine des cheveux, peut être stimulé en cas de cheveux gras et de pellicules. Celui du bas de la nuque, si vous perdez régulièrement vos cheveux. Enfin, le point sur le pouce stimule la pousse et la vitalité capillaires. Massez-les tous, ou ceux qui vous concernent spécialement, 3 minutes, 3 fois par semaine.

REMARQUE

Si votre chute de cheveux est génétique, autrement dit si votre papa était chauve à 30 ans, ce geste ne servira hélas pas à grand-chose. Mais de nombreuses chutes de cheveux sont dites « réactionnelles », c'est-à-dire consécutives au stress, à la pollution, à la fatigue… bref, à une hygiène de vie inadaptée. Par ailleurs, vous pouvez aussi tout simplement chercher à embellir votre chevelure. Ce n'est pas interdit !

HE conseillées

- cèdre, romarin, thym.

HV conseillée

- argan.

Décollez le cuir chevelu avec la pulpe des doigts

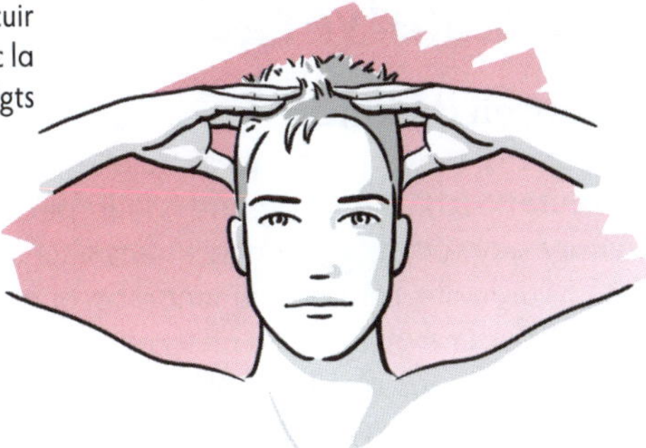

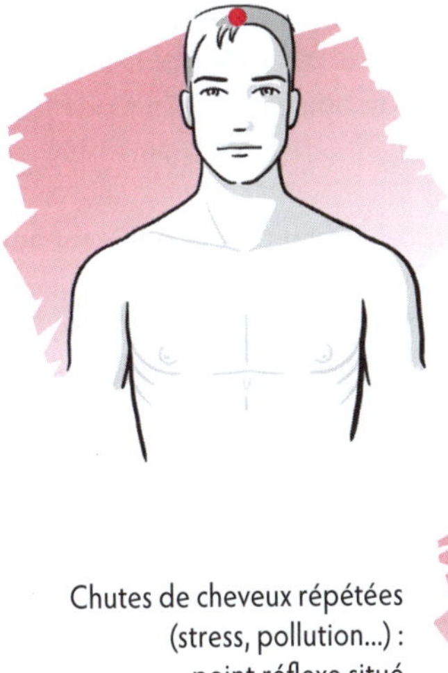

Cheveux gras et pellicules : point réflexe situé à trois doigts de la racine des cheveux

Chutes de cheveux répétées (stress, pollution...) : point réflexe situé à la base de la nuque

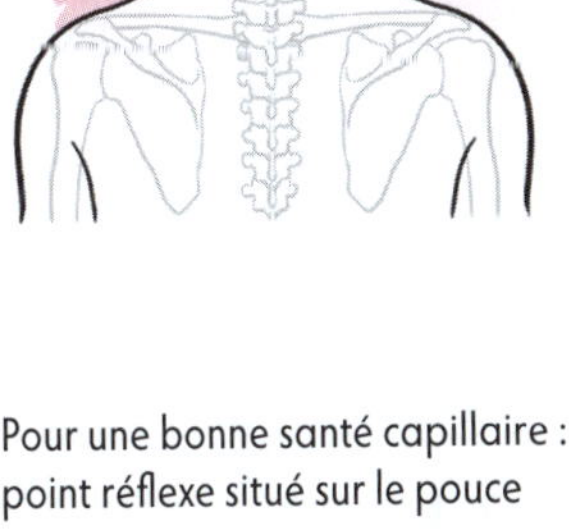

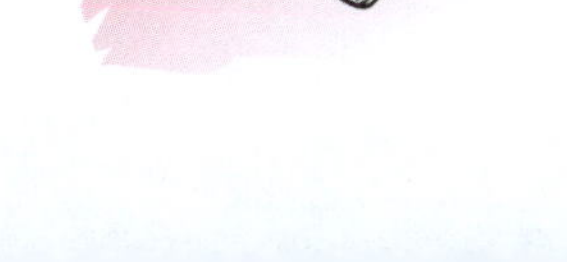

Pour une bonne santé capillaire : point réflexe situé sur le pouce

Cicatrice/vergeture

Le conseil du kiné

Le risque d'une cicatrice, c'est qu'elle adhère, au plan sous-cutané (couches profondes de la peau). Le but des massages, systématiquement prescrits suite à une intervention chirurgicale, est précisément d'assouplir la cicatrice. Pincez-la pour éviter qu'elle ne « colle », se « boursoufle » et « durcisse ». Il suffit de décoller la peau et de bien la faire rouler entre vos doigts. Plus la cicatrice est souple, plus vous avez de chances de bien cicatriser et de ne conserver en souvenir qu'une marque discrète. Appliquez-vous à faire 2 minutes de massage aromatique 3 fois par jour.

REMARQUE

> Les vergetures sont des cicatrices, sauf qu'elles n'adhèrent pas. On doit les considérer et les masser comme telles !

HE conseillées

- ciste, bois de rose, géranium, lavande.

HV conseillées

- rose musquée, onagre, bourrache.

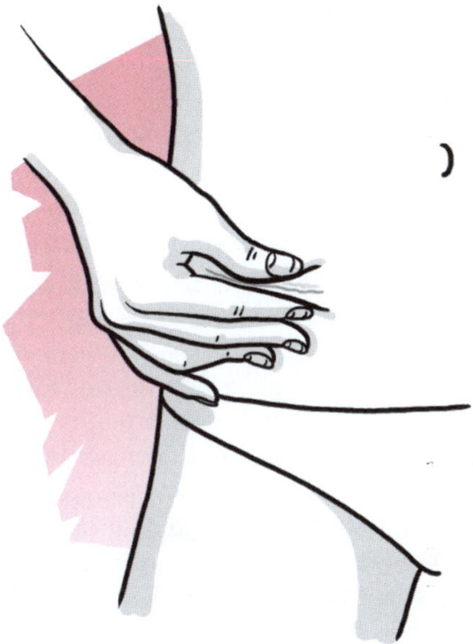

Massez la cicatrice en décollant la peau
et en la faisant rouler entre vos doigts
pendant 2 minutes, 3 fois par jour

Corps (massage plaisir de tout le corps/relâchement, hydratation/ beauté de la peau)

Le conseil du kiné

Que vous vous lanciez dans un petit massage court (visage) ou un grand massage complet (tout le corps), effleurez dans un premier temps, puis faites des pressions glissées, et enfin pétrissez les zones plus charnues et musclées. Laissez parler votre instinct face au corps qui vous est confié, et reportez-vous bien à nos 13 règles d'or (p. 31) : pièce et mains chaudes, laissez toujours vos doigts en contact avec la peau du receveur (ne « cassez pas » le massage), etc. L'ordre des zones massées importe peu pour un massage plaisir. Vous pouvez commencer par les pieds pour remonter jusqu'au visage, ou commencer par le dos, pour poursuivre par les jambes, puis le haut du corps. À vous de voir. Ce type de massage procure beaucoup de bien-être, mais permet également une hydratation optimale de la peau. Bref, il rend plus beau/belle !

HE conseillées

- ylang-ylang, bois de rose, lavande.

HV conseillées

- onagre, bourrache, rose musquée.

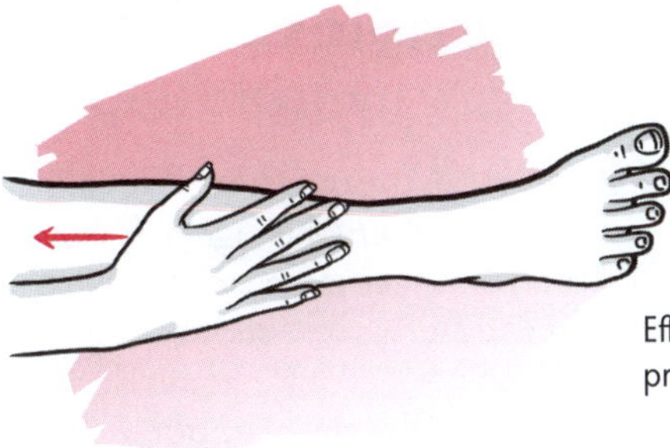

Effleurez dans un premier temps

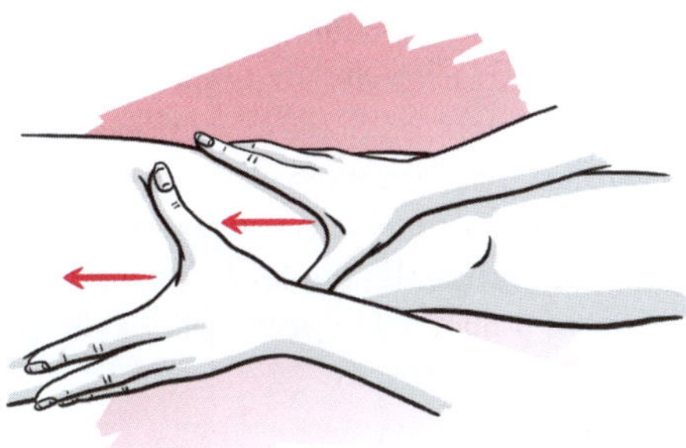

puis faites des pressions glissées

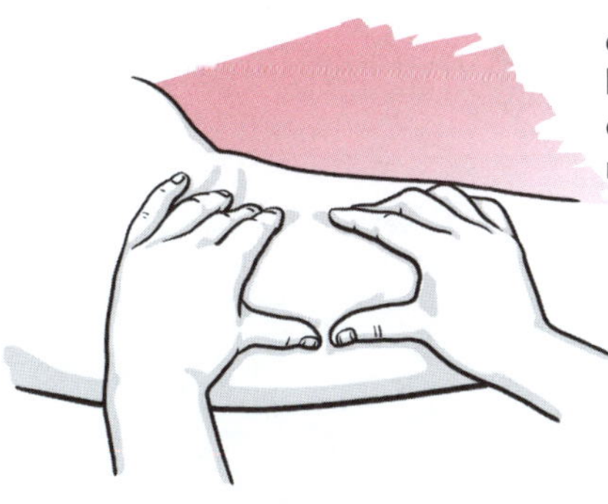

enfin pétrissez les zones plus charnues et musclées

Mains (belles)/ongles

Le conseil du kiné

Les mains et les ongles sont très exposés à la pollution, au vent, au froid, au chaud, aux détergents agressifs (savon, liquide-vaisselle…)… bref : ils sont en première ligne toute la journée. Pour les choyer et éviter les sensations de « mains qui gonflent », « doigts boudinés » et autres fourmillements fort désagréables, massez-les ! Commencez par le dessus de la main, en insistant bien sur les interstices des doigts (partez de l'extérieur pour aller vers le poignet), puis massez les doigts un à un en les enfermant dans la paume de votre main opposée, comme si vous tailliez un crayon. Là encore, partez de l'extrémité des doigts, en massant généreusement les ongles, pour revenir jusqu'au poignet. N'oubliez pas la paume, souvent repliée sur elle-même : ouvrez-la en grand et pétrissez-la longuement.
Vous vous rongez les ongles ? Comme c'est vilain ! Stimulez pendant 3 minutes le point réflexe du poignet, plusieurs fois par jour si besoin.

HE conseillées

- ciste, bois de rose, géranium, lavande.

HV conseillées

- rose musquée, onagre, bourrache.

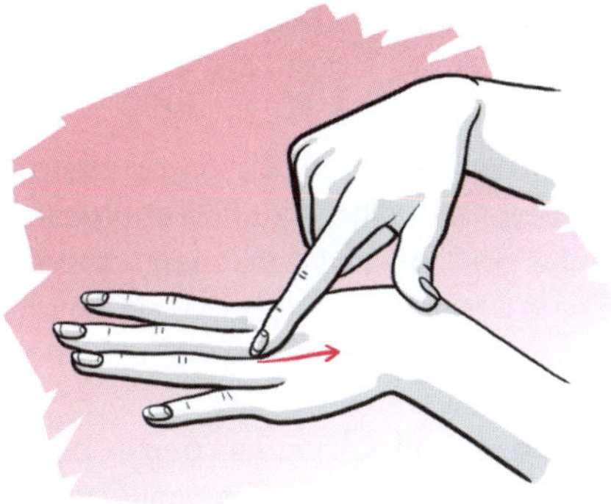

Massez le dessus de la main en insistant sur les interstices des doigts (de l'extérieur vers le poignet)

Massez les doigts un à un en les enfermant dans la paume de la main opposée (de l'extrémité des doigts vers le poignet)

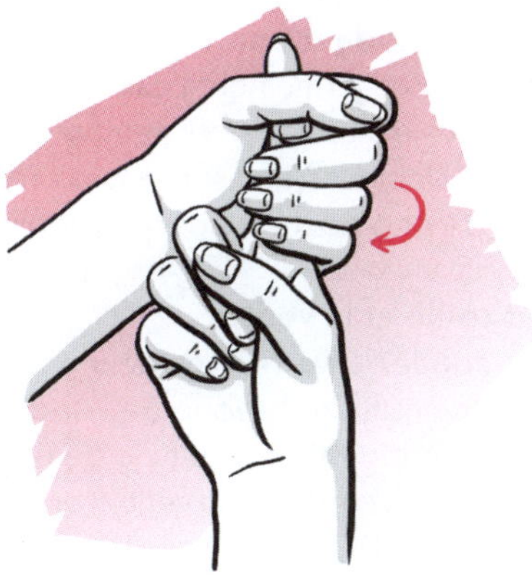

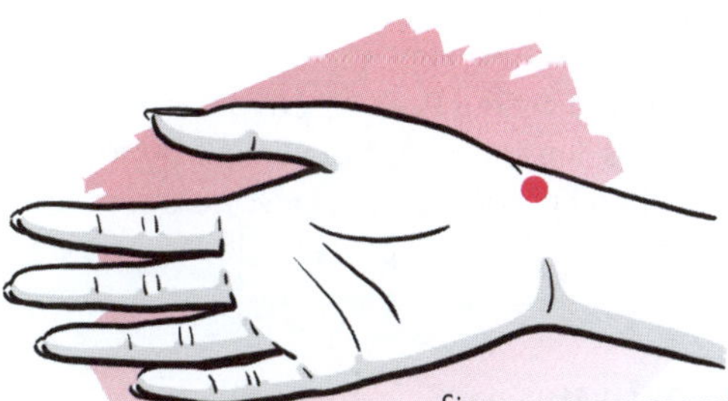

Si vous rongez vos ongles : point réflexe du poignet

Minceur

Le conseil du kiné

Les massages aromatiques jouent un rôle prépondérant pour garder ou retrouver une silhouette fine et un corps ferme. Procédez zone par zone, afin de bien travailler chaque muscle comme il le mérite.

Les bras

Entre les bras « raplapla », gonflés et ceux un peu trop gras, il y a souvent un petit quelque chose à faire pour améliorer leur esthétique. Frictionnez vigoureusement l'intérieur (au-dessus du coude, c'est souvent là qu'est le problème) et pétrissez fermement l'extérieur, par petits à-coups, en partant du coude pour remonter vers les épaules. Une petite douleur trahit souvent la présence de cellulite : raison de plus pour ne pas relâcher vos efforts.

La taille et le ventre

Demandez à votre « masseur » de pétrir longuement et lentement toute la zone de l'abdomen, sans écraser les organes digestifs. Le but est de passer et repasser sur la zone, main à plat sur le ventre, et de malaxer la taille pour l'affiner et l'assouplir.

Les fesses

Écrasez les cellules graisseuses en appuyant votre poing fermé sur les fesses. Imprimez un mouvement de rotation, comme si vous cherchiez à « enfoncer » votre poing dans la peau. N'ayez pas peur d'appuyer : les fesses, c'est charnu et solide !

L'intérieur des cuisses

Attention, fragile ! Pétrissez gentiment la zone comprise entre le genou et le haut de la cuisse, surtout sans faire mal. Pas de palper-rouler ! Prenez votre temps, massez longuement, jusqu'à ressentir une chaleur, signe de l'arrivée de sang à la surface de la peau. Et n'oubliez pas de bien travailler autour des genoux (et des chevilles), souvent habités par un amas graisseux redouté.

HE conseillées

- citron, mandarine, pamplemousse, romarin, petit grain, niaouli.

HV conseillées

- jojoba, macadamia, sésame.

Reportez-vous également à « Cellulite », « Congestion veineuse », « Tonification des bras » ou « Ballonnements ».

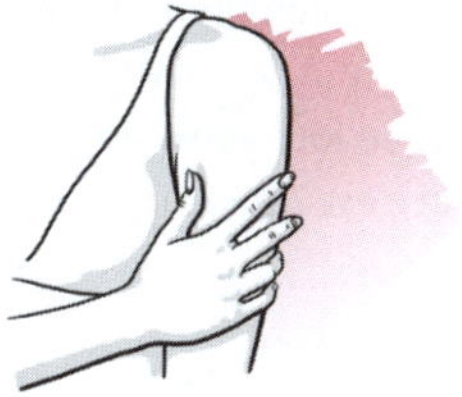

Frictionnez l'intérieur du bras et pétrissez l'extérieur

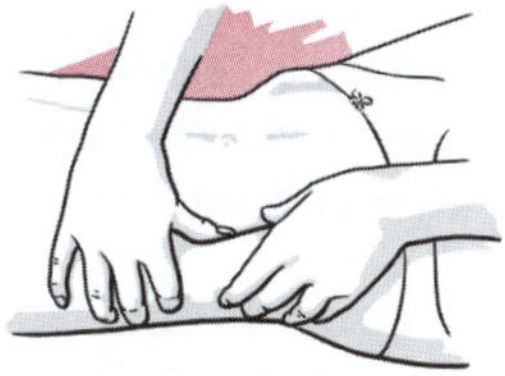

Pétrissez longuement et lentement toute la zone de l'abdomen

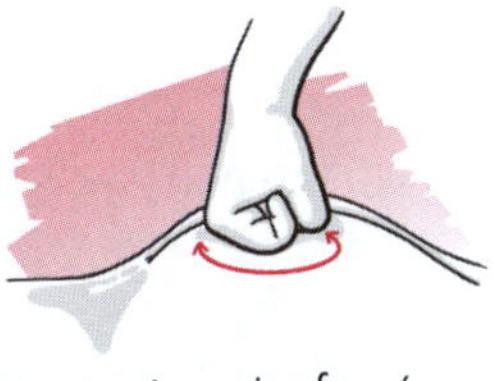

Appuyez votre poing fermé sur les fesses et imprimez un mouvement de rotation

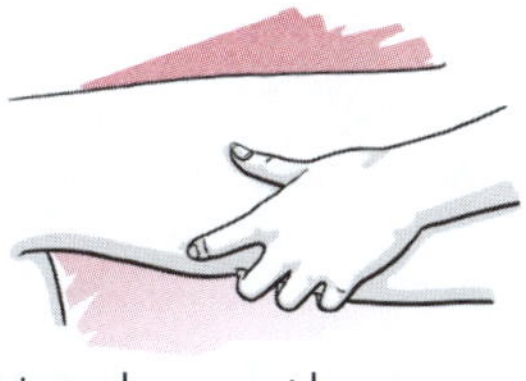

Pétrissez doucement la zone entre le genou et le haut de la cuisse

BEAUTÉ

Seins (décolleté)

Le conseil du kiné

La poitrine n'est pas du tout musclée, ce qui explique qu'elle « tombe » au fil du temps. Mais rien n'empêche de tonifier toute la zone, afin de renforcer le gainage naturel. Les massages sont impérativement très doux : effleurages ou petits gestes superficiels. Dessinez un soutien-gorge imaginaire, en partant du plexus solaire pour arriver sur les côtés, puis au niveau des aisselles, et enfin en remontant la peau du décolleté vers les épaules.

REMARQUE

Les expositions solaires et le tabac sont les pires ennemis de la peau, notamment du si fragile épiderme situé au niveau du décolleté ou autour de la poitrine. Épargnez-lui de ses deux ennemis jurés, et offrez-lui chaque jour la protection rapprochée d'un soutien-gorge adapté. Attention : de nombreuses femmes se trompent de taille ou de bonnet. Surtout, tenez-vous droite, nagez régulièrement, et massez chaque jour votre décolleté : ça ne prend que quelques minutes et c'est vraiment essentiel !

HE conseillées

- bois de rose, géranium, lavande.

HV conseillées

- rose musquée, onagre, bourrache.

RAPPEL

Pas de massage aromatique de la poitrine si vous allaitez !

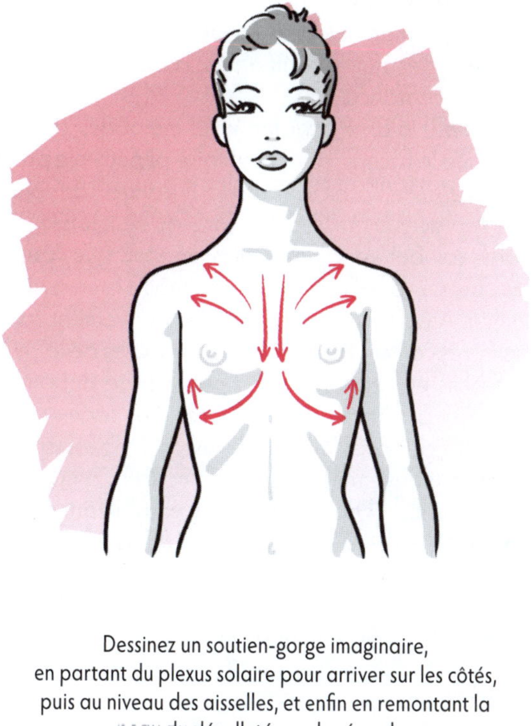

Dessinez un soutien-gorge imaginaire,
en partant du plexus solaire pour arriver sur les côtés,
puis au niveau des aisselles, et enfin en remontant la
peau du décolleté vers les épaules

BEAUTÉ

Tonification des bras

Le conseil du kiné

La peau des fameux « bras en drapeaux » peut se raffermir avec des huiles tonifiantes, à condition de faire preuve de constance.

1. *Frictionnez la zone* avec les huiles indiquées, pincez au passage le triceps, pour bien faire pénétrer le produit.
2. *Faites ensuite l'exercice détaillé ci-contre :* debout, les pieds placés à environ 1 m face au mur, laissez votre corps tomber vers le mur, puis, une fois que vous êtes très près, repoussez-le avec vos mains bien à plat sur le mur. Amortissez, repoussez. Ce mouvement sollicite les fibres courtes du muscle, responsables de la courbe des bras et permet, petit à petit, de se débarrasser de ces « poches », disgracieuses. Les séries de musculation des bras doivent êtres prolongées et lentes, sinon le mouvement n'est pas efficace. Comptez 20 à 70 mouvements, tout dépend de vous : il faut arriver à un seuil de fatigue, et le « tenir » pendant les 10 dernières répétitions, pour bien sentir l'effort.
3. *Autre possibilité : les pompes,* au sol, comme à l'armée, mais les femmes aiment rarement !

HE conseillées

- géranium, lavande, pamplemousse.

HV conseillée

- jojoba.

Frictionnez les bras, pincez au passage le triceps

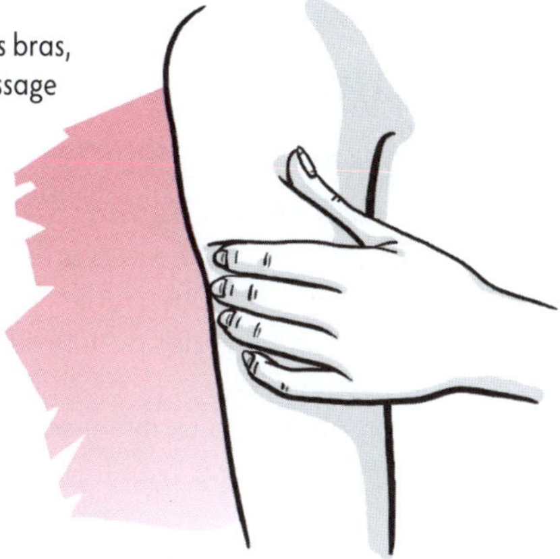

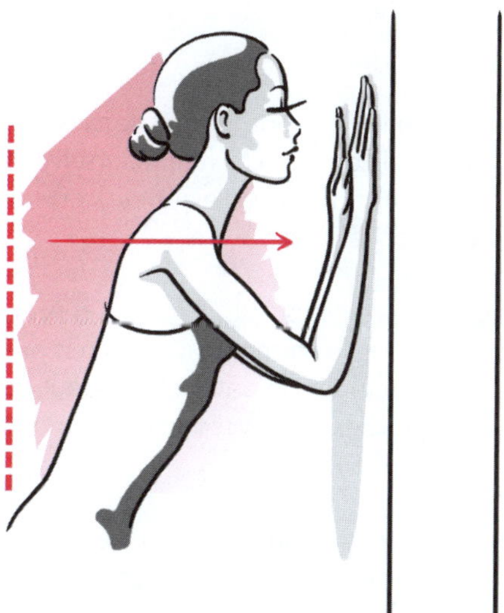

Amortissez, repoussez.
Effectuez lentement 20 à 70 mouvements

BEAUTÉ

Visage
(beauté, antirides, couperose)

Le conseil du kiné

Un massage léger mais régulier du visage aide à garder une peau plus jeune, mieux irriguée et à prévenir les rides. Il illumine le teint, ne serait-ce que parce qu'il détend et favorise la circulation sanguine des petits vaisseaux, donc un meilleur « nourrissage » des cellules. Pensez surtout à le faire chaque jour, ainsi qu'à terminer votre toilette du visage par une aspersion d'eau bien fraîche.

Commencez par vous démaquiller ou vous nettoyer complètement le visage. Puis :
Remontez et étirez la peau avec la pulpe des doigts, du bas vers la tempe. Gardez toujours un rythme lent. Pour le cou, même chose, mais en descente (du menton vers la clavicule).

Le front : commencez par 5 petits cercles assez appuyés sur le front, près du cuir chevelu. Poursuivez par 5 traits horizontaux (du centre vers l'extérieur), puis verticaux (du centre vers les cheveux).

Les yeux : suivez les sourcils, 5 fois, en reprenant la courbure naturelle, de la racine du nez aux tempes. Dégonflez les yeux en effectuant de petits cercles tout doux, directement sur les poches (ou les cernes), de l'arête du nez vers le coin externe de l'œil.

Les joues : les doigts sur les joues, vers le nez, tirez vers l'extérieur, en traçant 3 ou 4 lignes horizontales pour bien couvrir toutes les joues.

Le cou : désengorgez le cou, en pinçant et en pétrissant assez vivement, afin d'éliminer ce petit double menton qui semble s'installer…

Les tempes : sans retirer les mains de votre visage, remontez sur le côté jusqu'aux tempes, que vous massez en cercles.

HE conseillées

- bois de rose, géranium (antirides), citron, hélichryse (couperose).

HV conseillées

- onagre, bourrache.

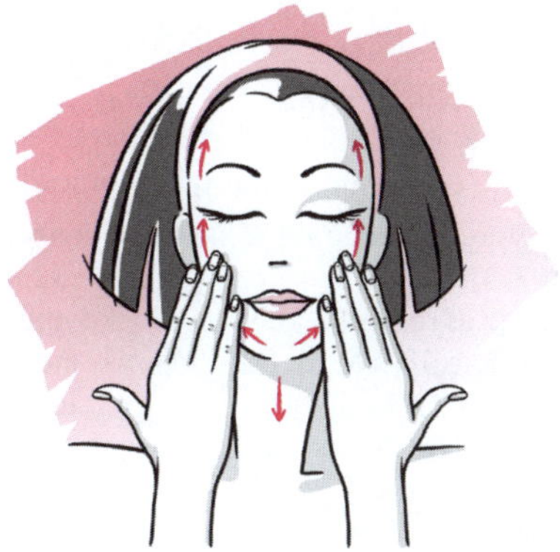

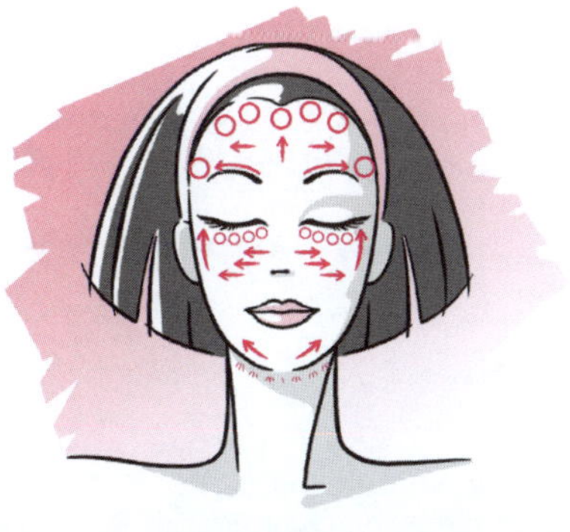

Index des huiles essentielles

Index des pathologies et situations

Isabelle Pacchioni

Depuis son enfance, Isabelle Pacchioni a été « imprégnée » par la nature et a grandi dans le respect de la santé au naturel, en grande partie grâce à sa mère herboriste et à son père naturopathe. Une véritable passion pour les plantes qui ne s'est, depuis, jamais démentie..

Septembre 2005, création de la gamme Puressentiel : l'aromathérapie pratique, à portée de tous !

Avec la collaboration de médecins, pharmaciens et spécialistes de l'aromathérapie, elle met au point la gamme Puressentiel, vendue en pharmacie :
- des formules prêtes à l'emploi ;
- une gamme d'huiles essentielles unitaires (Puressentiel Expert) ;
- une gamme de cosmétiques naturels et bio.

Aujourd'hui, pas moins de 19 études scientifiques d'efficacité (in vivo et in vitro) valident l'activité des produits Puresssentiel.
Un brevet chapeaute la formule du premier produit de la gamme : « Puressentiel Assainissant – Spray aux 41 huiles essentielles ».

En savoir plus : www.puressentiel.com

Patrick Amsallem

Kinésithérapeute spécialisé dans le sport, kiné de l'équipe de France de ski nautique (de 1982 à 2007), depuis 1993, kiné de l'équipe de boxe de Clichy sur Seine, qui a donné 10 champions du monde en boxe française puis 2 champions de France en boxe anglaise , Patrick soigne des sportifs de tous horizons (athlétisme, tennis, automobile, golf), ainsi que des non-sportifs, bien sûr !

Achevé d'imprimer en février 2011
sur les presses de la Nouvelle Imprimerie Laballery
58500 Clamecy
Dépôt légal : février 2011
Numéro d'impression : 102196

Imprimé en France

La Nouvelle Imprimerie Laballery est titulaire de la marque Imprim'Vert®